一百天学中医诊断

聂佳　主编

华龄出版社
HUALING PRESS

图书在版编目(CIP)数据

一百天学中医诊断 / 聂佳主编. -- 北京 : 华龄出版社, 2024.4

ISBN 978-7-5169-2599-7

Ⅰ. ①一… Ⅱ. ①聂… Ⅲ. ①中医诊断学—基本知识 Ⅳ. ①R241

中国国家版本馆CIP数据核字(2023)第164570号

责任编辑 林欣雨　　　　责任印制 李未圻

书　名	一百天学中医诊断	作　者	聂 佳
出版发行	华龄出版社 HUALING PRESS		
社　址	北京市东城区安定门外大街甲57号	邮　编	1000011
发　行	(010) 58122255	传　真	(010) 84049572
承　印	唐山市铭诚印刷有限公司		
版　次	2024年4月第1版	印　次	2024年4月第1次印刷
规　格	787mm×1092mm	开　本	1/32
印　张	9	字　数	190千字
书　号	ISBN 978-7-5169-2599-7		
定　价	48.00元		

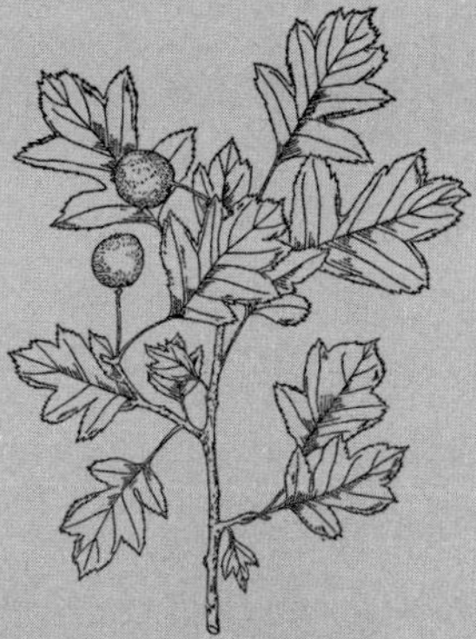

前言

Preface

在中医领域，诊断是治疗疾病重要的环节，它是辨明疾病本质、辨证论治的基础。《一百天学中医诊断》旨在为广大学习者提供系统而全面的中医诊断知识，帮助学习者深入了解中医诊断的原理与方法，使其能够准确判断疾病病机，为后续的治疗决策提供科学依据。

本书分为上篇、中篇和下篇。上篇为中医诊断基础，主要从基本概述、诊法和辨证三部分进行讲述。基本概述部分包含中医诊断主要内容和中医诊断基本原则；诊法部分包含望诊、闻诊、问诊和切诊；辨证部分详细地讲述了八纲辨证、病因辨证、气血辨证、脏腑辨证、六经辨证、卫气营血辨证和三焦辨证七种重要的中医辨证方法。中篇为中医诊断思路及运用，内

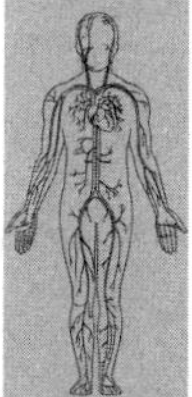

容包括中医诊断的准备和中医诊断思路两部分内容。下篇为常见病病证鉴别诊断，主要分为内科、外科、妇科、儿科、男科、骨伤科、皮肤科和五官科，共八部分。各部分又分别从诊断要点、辨证分析、症候分类和其他疗法等方面，由浅入深、循序渐进地介绍，并着重讲述了对疾病的诊断和治疗，希望有助于解决读者对常见疾病诊治中的疑惑。

本书内容结构条理清晰，用语简明易懂，便于学习使用。

在编写过程中，虽然多方参考、仔细审读，但疏漏和错误也在所难免，敬请广大读者批评指正。

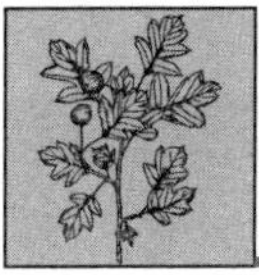

目录

上篇　中医诊断基础

中篇　中医诊断思路及运用

下　篇　中医病证鉴别诊断

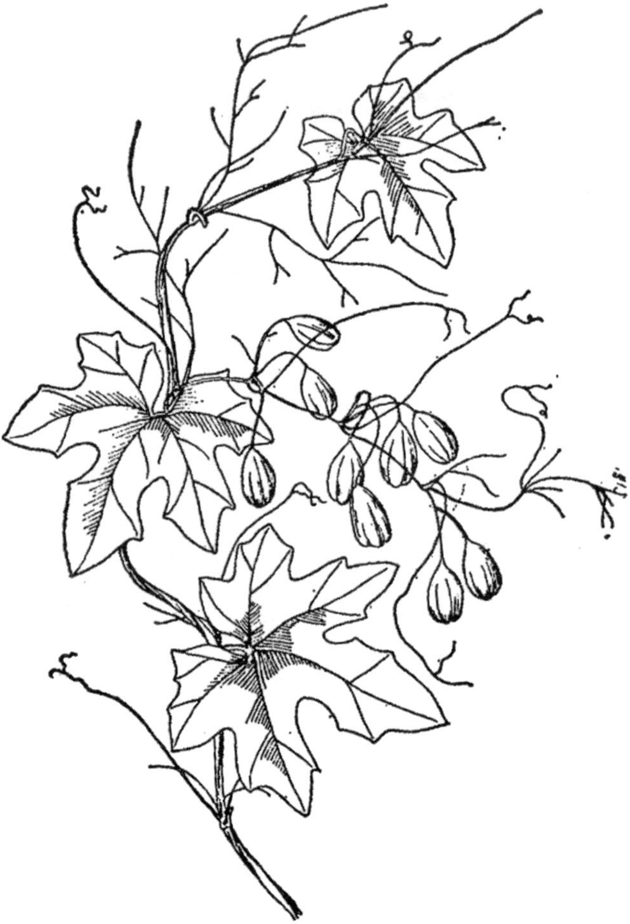

土贝母

性微寒 / 味苦 / 解毒 / 散结 / 消肿

上篇

中医诊断基础

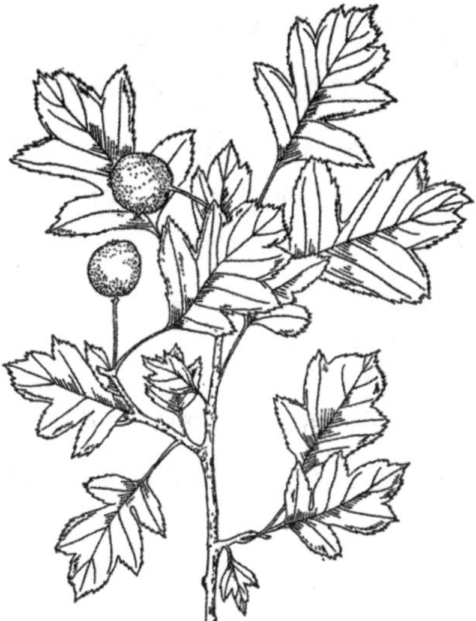

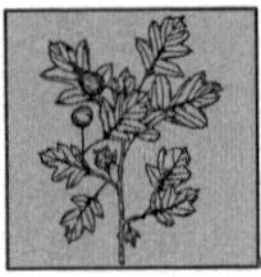

第一章　基本概述

中医诊断主要内容

中医诊断是对疾病的诊断，即辨明疾病的性质、病位、阴阳等。中医诊断大致可以分为诊法、诊病、辨证和病案四个部分。

（一）诊法

诊法，是指医生运用视、听、嗅、触等感觉功能与患者或知情者进行交谈，以此全面了解疾病的各种相关信息，探求致病原因、病变部位和病证特点，进而指导临床治疗的方法。诊法包括望、闻、问、切四种方法，称为四诊。四诊是中医诊察疾病的基本方法。

（二）诊病

诊病，又称辨病，是对疾病的病种进行判断得出病名的诊断。疾病的病名是对这种疾病的特点和规律作出的抽象化概括。

（三）辨证

辨证，指在认识疾病的过程中确立证候的思维和实践过程，即将四诊（望、闻、问、切）所收集的有关疾病的所有资料，包括症状和体征，运用中医学理论进行分析、综合，找准疾病的原因、性质、部位及发展趋向，然后概括、判断为某种性质的证候的过程。

辨证是中医学的精华所在，要弄清楚辨证的含义，首先要掌握症、证、病、辨证等概念。辨证包括病因、气血津液、脏腑、经络、六经、卫气营血和三焦辨证。各种辨证各有特点和适应范围，相互之间又有所联系。

【日常练习】

1. 什么是中医诊断？中医诊断包括什么？
2. 什么是诊法？诊法包括什么？

中医诊断基本原则

疾病的病情变化往往十分复杂，医生要在病情不断变化中抓住疾病的本质，对病证作出正确的诊断。除了要对中医学的理论和知识有相当的了解外，还应该遵循中医诊断的基本原则。中医诊断的基本原则大致可分为以下三个方面。

（一）审察内外，整体察病

在进行疾病诊察时，不要把局部的病变孤立起来看待，而应该看成患者整体的病变，不但要审察内外，还要结合外部环境的变化来进行诊断。

（二）辨证求因，审因论治

辨证求因的“因”，不仅包括六淫、七情、饮食、劳倦等一般的致病因素，还包括疾病发生过程中产生的症结，以此来作为辨证论治的基本依据。这需要根据患者临床表现出的具体证候来确定病因、病位、病程发展以及病变的机理。

（三）四诊合参，从病辨证

从病辨证，是通过四诊合参，在确诊疾病的基础上再加以辨证，包括病名诊断和证候辨别。要注意的是弄清病（病名）、证（证候）、症（症状）三者的概念与关系。病，即病名，是对病症的表现特点与病情变化规律的概括总结。证，即证候，是对病情发展到某一阶段后患者出现的一系列表现进行分析、归纳、综合所得出的有关病因、病性、病位等方面的概括总结。症，即症状，是患者在疾病发生过程中出现的背离正常生理范围的异常现象。证候由一系列有密切联系的症状组成，可以更好地反映出病变的本质。

【日常练习】

1. 中医诊断的基本原则是什么？

2. 什么是四诊？病、证、症的概念与区别是什么？

第二章　诊　法

望　诊

望诊，是医生用眼睛观察患者全身和局部神色、形态的变化。望诊主要包括整体望诊、分部望诊及望舌象、望皮肤、望络脉及望排出物等。望诊在四诊中居于首位，在中医诊断中有着至关重要的作用。

（一）整体望诊

1. 望神

（1）得神。患者神志正常，表情自然，目光明亮有神，言语清楚，嗓音洪亮，为有神或得神。表示虽然患病却正气未伤，脏腑功能未衰，疾病轻浅，预后良好，多属实证、热证、阳证。

（2）失神。患者精神萎靡不振，目光无神，反应迟缓，声音微弱无力，呼吸异常，为失神。表示正气大伤，病情较为严重，预后不良，多属虚证、寒证、阴证，常见于重病及慢性病患者。

（3）神乱。神志昏迷、谵语、癫、狂、手足躁动，虽表现为阳证、热证、实证，但事实正气已伤，邪气过盛，病邪深入，预后不良。

（4）假神。垂危的患者突然全身状况好转，精神焕发，面色由晦暗转为泛红，食欲大增，表示阴阳即将离绝的危候，也就是常说的回光返照。

2. 望色

（1）正常人面色微微发黄，红润而富有光泽。

（2）红色。患者面色红主热证。血液充盈于皮肤脉络，而显现为红色。血得热则行，脉络充盈，所以热证多见红色。满面通红属实热证，两颧绯红多为阴虚火旺之虚热。

（3）黄色。患者面色黄主虚证和湿证。面目鲜黄为阳黄，多属湿热；面目暗黄为阴黄，多属寒湿；面色淡黄、无光泽为萎黄，多属脾胃气虚；面色黄胖，多为气血虚而内有湿；面部一身皆黄，则为黄疸。

（4）黑色。患者面色黑主肾虚、寒证、痛证。多为久病不愈、重病、阳气虚。

（5）白色。患者面色白主虚证，血脉空虚的患者面色显现苍白。面色苍白而虚浮，多属气虚；面色苍白而枯槁，多属血虚。

（6）青色。患者面色青主寒证、痛证和肝病。气血不通，脉络阻滞是导致面色发青的主要原因。

3. 望形态

（1）望形体

①患者外形健壮，肌肉充实，骨骼粗大，皮肤富有光泽，表示体格强壮，正气充盛；外形瘦弱，肌肉瘦削，骨骼细小，皮肤无光泽，表示衰弱，正气不足。

②患者形体肥胖臃肿，气短无力，精神不振，多为脾

虚有痰湿。

③患者形体消瘦，面色苍黄，皮肤干燥，多为阴虚有火。

④患者手足屈伸困难或肿胀，多为风寒湿痹。

⑤患者抽搐、痉挛，多是肝风。

⑥患者足膝软弱用不上力，行动不便，多为萎证。

⑦患者一侧手足活动不良，多为中风偏瘫。

（2）望姿态

①患者卧时喜欢向外，辗转难眠，掀衣去被，多为阳证、热证、实证；卧时喜欢向里，静而不动，多加衣被，多为阴证、寒证、虚证。

②患者坐而仰首，多为痰涎壅盛的肺实证；坐而俯首，呼吸细微无力，多为肺虚和肾不纳气之证；坐不得卧、卧则气逆，多为心阳不足，水气凌心。

③患者颈项强直，四肢抽搐，属动风之证。多见于高热、破伤风、小儿急慢惊风等。

④患者半身不遂，口眼歪斜，多为中风偏瘫。

⑤患者手足软弱无力，或有肌肉萎缩，多为萎证。

（二）分部望诊

1. 望头与发

小儿头形过大或过小，伴有智力发育迟缓，多为肾精亏损；囟门下陷者，多属虚证；囟门高突者，多属实热证；经常不自主摇头者，多属风证；发色发黄，且稀疏干枯者，为精血不足；突然大面积脱发者，属血虚受风；年少发稀疏且容易脱发者，多为肾虚或血热；青少年白发但不伴有其他症状者，不作疾病论。

2. 望五官

（1）望目。眼睛黑白分明，可清晰视物，神采内含，是有眼神，虽病易治；白睛暗浊，黑睛色滞，眼神无光，视物模糊，是无眼神，病情较重。目眦赤为心火，淡白为血虚；白睛赤为肺热，黄为湿热内盛；眼珠肿为肝火；眼胞皮红而湿烂为脾火；全目红肿为风热；目胞上下鲜明为痰饮，目胞色暗为肾虚。目窠肿为水肿初起征象，目窠内陷为脏腑精气衰竭；眼球突起多为瘿病。若瞳仁变色，眼生翳膜，视物不清，为内障、外障等眼病。若见瞳仁扩大，是肾精耗竭，见于濒死危象，或绿风内障及某些中毒症；若瞳仁缩小，多属肝胆火旺、虚火上扰或为中毒。眼睑为先天不足或脾肾两虚，也可因外伤所致。目翻上视、直视，病较严重；昏睡露睛，则常见于小儿脾虚或慢脾风。

（2）望耳。耳厚而大为形盛，属肾气足；耳薄而小为形亏，属肾气亏；耳背有红络，并伴有耳根发凉的表现，多为麻疹先兆；耳轮干枯焦黑，多为肾水亏极；耳内有脓水流出，多为肝胆湿热。

（3）望鼻。鼻头色青为腹痛，色黄为湿热，色白为失血，色赤为肺脾有热，色微黑为有水气。鼻头或鼻子周围出现红色的丘疹，为酒糟鼻，多为肺胃有热；鼻柱崩塌，有眉毛脱落的表现，多是麻风；鼻柱溃陷，多见于梅毒患者；鼻翼煽动，多见于肺热。

（4）望口唇。口唇糜烂，属脾胃蕴热上蒸；口㖞斜，多为中风；口开不闭，常见于脱证。唇色红润，表明气血调和，胃气充盛；唇色淡白，多为气血两虚；唇色青紫，多为气滞血瘀；唇色深红，为热证。口唇干裂，为热伤津液；口角流涎，多为脾虚或胃热。

（5）望齿龈。牙齿洁白而坚固，证明肾气旺盛，津液充沛；牙齿黄而干燥，为热盛伤津；光燥如石，是阳明热盛，津液大伤；牙齿干燥似枯骨，为肾阴耗竭；牙齿稀疏，松动，齿龈外露，多属肾虚。牙龈色淡白，为气血不足；牙龈萎缩，为胃阴不足或肾虚；牙龈红肿，多为胃火上炎；齿龈出血，伴有红肿者，为胃热所致。

（6）望咽喉。正常人的咽喉色泽淡红润滑，畅通无阻。咽喉红肿疼痛，多为肺胃有热；红肿疼痛，有溃烂，多为实热证；色鲜红无明显疼痛，多为阴虚火旺；咽喉部位出现白腐，形如白膜，称为伪膜，伪膜坚韧，不易刮去，重剥出血，多为白喉。

（三）望舌象

1. 望舌质

（1）望舌色

①淡白舌。患者舌质淡白，主虚证、寒证，多见于血虚，为阳气衰弱、气血不足。

②绛舌。患者舌色深红，为热盛，多为邪热深入营分、血分或阴虚火旺。舌的颜色越深，说明热邪越重。

③红舌。患者舌色比正常的颜色深，有些呈鲜红色，主热证，多为里热实证。

④青紫舌。患者舌色青紫，主病分寒热。绛紫而干燥，属热盛伤津；淡紫或青紫而湿润者，多为寒凝血瘀。

（2）望舌形

①老嫩。老，指舌质纹理粗糙，形色坚敛苍老，多属实证、热证；嫩，指舌质纹理细腻，娇嫩，多属虚证或虚寒证。

②胖瘦。胖，指舌体胖大、肿胀，与水湿停留关系密切。患者舌红而胖大，伴黄腻苔，多属热度亢盛或湿热内蕴；舌质淡而胖，舌边有齿痕，多属脾虚或肾阳虚。瘦，指舌体瘦小，多属虚证。舌形瘦且呈绛红色，多属阴虚内热；舌形瘦小而舌质淡白，多为气血不足。

③芒刺。患者舌肥大，突起芒刺，多为热邪亢盛。芒刺越大，热邪越重。舌尖有芒刺，为心火亢盛；舌边有芒刺，为肝胆火旺；舌中有芒刺，为胃肠热盛。

④裂纹。裂纹，指舌体上多种纵行和横行的裂沟或皱纹，一般由黏膜萎缩形成。患者舌质红绛而有裂纹，多为热盛阴伤；舌质淡白而有裂纹，多属气阴不足。

（3）望舌态

①㖞斜。患者舌体偏于一侧者，多为中风偏瘫。

②痿软。患者舌体软弱，伸卷无力，多因气血俱虚筋脉失养所致。

③强硬。患者舌体强直板硬，不柔和，伸缩不利，多属高热伤津，邪热炽盛。

④短缩。患者舌体紧缩，难以伸长，多见于寒凝筋脉、痰浊内阻。

⑤震颤。患者舌体颤抖，不能自主者，多属气血两虚或肝风内动。

2. 望舌苔

（1）望苔色

①白苔。一般属肺，常见于寒证、表证。患者舌苔薄白而滑润，多为风寒；薄白而干燥，多为风热。

②灰苔。舌苔灰而干燥，见于里热证；灰而滑润，见于寒湿证。灰苔多见于疾病较为严重的阶段。

③黑苔。患者舌苔黑而滑润，多属寒盛阳衰；黑而燥裂，多属热盛伤津。黑苔多见于疾病较为严重的阶段。

④黄苔。患者黄苔有淡黄、嫩黄、深黄、焦黄等不同表现，一般主里证、热证。黄苔颜色越深，热邪往往更为严重。

（2）望苔质

①润燥。患者舌苔干燥，为体内津液已耗，外感病多为燥热伤津，内伤病多为阴虚液亏。舌苔湿润，表明津液未亏，为湿邪内盛，或病未伤津。

②腐腻。患者苔质疏松，如豆腐渣堆积，易于擦去，多为阳热有余，蒸化胃中食浊，是胃中宿食化腐的表现。苔质细腻，如黏液覆盖于舌面，多见于湿浊、痰饮、食积等病。

③厚薄。患者薄苔多是疾病初起，主外感表证，或内伤轻证，虽病易治；厚苔表示病邪较盛，较难治疗。苔越厚表示邪气越重，病情越重。

（四）望皮肤

1. 望皮肤色泽

皮肤发红，如染脂涂丹，名为丹毒，多因热毒所致。全身皮肤呈现云片状红色，有浮肿疼痛，游走不定，称为赤游丹毒。皮肤、面、目皆发黄，为黄疸。其中，黄而明亮者属阳黄，多因湿热所致；黄色晦暗者为阴黄，多因寒湿所致。

2. 望皮肤形态

患者全身皮肤虚浮肿胀，按之凹陷，抬手不起，称为肿；皮肤虚浮，按之凹陷，抬手即起，属气行不畅。显现于皮肤表面的片状斑块称为斑，分为阳斑和阴斑两种。阳斑大而成片，呈红或紫色，伴有发热、烦躁、谵语、口渴、舌红绛等表现；阴斑有大有小，呈淡红或暗紫，发无定处，出没无常，伴有神清、肢冷、泄泻、舌淡、脉沉细等表现，多因内伤气血不足而致。疹形小如粟粒，高出皮肤表面，摸之碍手，多见于麻疹、风疹等病。斑疹分布均匀稀疏，色红润，为顺证，病情轻浅；分布稠密，色深，为逆证，难于医治。白痦是高出皮肤的白色小颗粒，内含水液，色泽晶莹，多见于暑湿、湿温患者。白痦滋润明亮，像水晶者，称为晶；白痦色枯，称为枯。水疱为高出皮肤、大小不一、内含水液的疱疹，有水痘、蛇串疮、湿疹等不同种类。

（五）望络脉

望络脉，即望小儿指纹，指浮露于示指内侧可见的脉络（示指掌侧的浅静脉）。望指纹多用于三岁以下幼儿的诊断，主要是观察指纹色泽与形态的变化。

指纹分为风、气、命三关，示指第一节为风关，第二节为气关，第三节为命关。望指纹的方法是将小儿示指以右手大拇指适度用力从命关向气关、风关连推数次，然后再观察渐趋明显的指纹。

望三关可以判断出病情的轻重。指纹仅于风关见到，表示病浅易治；指纹至气关，则病势较重，病邪较深；若由风关、气关透至命关，即指纹伸延到指端，则病情危重。纹色鲜红多属外感风寒表证；紫红色为热证；色青主惊、风、痛；色淡为虚证；色浓而粗大，为邪盛病重；指纹极细、色淡多为正虚。

（六）望排出物

1. 望呕吐物

患者的呕吐物清稀无臭，多属寒证；秽浊酸臭，多属热证；酸臭且有不消化食物夹杂，多属食积；清水痰涎，舌苔腻，多属痰饮；呕吐黄绿苦水，多为肝胆湿热或郁热；呕吐鲜血且夹杂食物残渣，多属胃有积热，或肝火犯胃；呕吐脓血，气味腥臭，多为内痈。

2. 望痰

患者痰黄黏稠，结而成块，属热痰；痰清稀多泡沫，属风痰；色白清稀或有灰黑点，属寒痰；痰白滑易咯出，属湿痰；痰量少而黏，难以咯出，属燥痰；痰鲜红而带血，为阴虚火旺、热伤肺络所致。

3. 望唾涎

患者口角不由自主流涎，质清量多，睡则更甚，以脾虚为主；口中涎黏，为脾胃湿热；小儿流涎多由虫积、胃热引起。吐出唾沫而量多，多因胃寒、食积所致。

4. 望涕

患者鼻流浊涕，为外感风热；鼻流清涕，为外感风寒；浊涕不止，属鼻渊之证。

5. 望大便

患者的大便色深黄而有恶臭，为大肠积热；溏泄清稀，为寒证；大便干燥，结而成块者多属实热证；大便如黏冻，夹有脓血者多为痢疾；大便带血，附于表面，血色鲜红者为近血，多为痔或肛裂；便中带血，血色暗红或紫黑者为远血，多为肝胃郁热。

6. 望小便

患者的小便量少而黄赤者，为热证；小便清长而白者，为寒证；小便浊如米泔，为膏淋；尿中有砂石者，为石淋；尿中带血者，多为热伤血络所致。

7. 望经

患者月经量多，夹杂血块，呈深红色，多为血热；量多质稀，色淡红，多为气虚；月经色暗，兼夹血块，多为瘀血。

8. 望带

患者阴道内会有少量白带分泌。带下量多，淋漓不断，为带下病。带下色白为寒湿；色黄为湿热；赤白兼有为肝经湿热；各色兼有称五色带，为妇科危重病证。

【日常练习】

1. 望诊包括什么？

2. 望诊时的注意事项有哪些？

闻 诊

闻诊，是中医在看病时运用自己的听觉和嗅觉来诊断病情的方法。闻诊包括听声音和嗅气味，前者凭借听觉来诊察患者的语言、呼吸、咳嗽等声音，后者则依靠嗅觉来诊察患者、病室的气味。

闻诊主要以五声五音的相应与不相应来辨别五脏的病变。汉代名医张仲景将语言、呼吸、咳嗽、喘息、呕吐、呃逆等作为闻诊的主要内容，后世的学者又将口气、鼻气、痰气及各种分泌物等异常的气味列入闻诊的范围之内。

（一）听声音

1. 听语声

患者语声高亢而有力，多言者，多为实证、热证；语声低微而细弱、沉静者，多为虚证、寒证；发病初期便声哑，多是外感风寒，肺气不宣；久病失音或音哑，多是肺肾阴虚。

患者语言错乱、笑骂狂言，称为狂证，多是痰火内扰所致，属阳证；喃喃自语，痴呆静默为癫证，多是痰气郁闭所致，属阴证；说话语无伦次、颠三倒四、神识不清、声高有力，称为谵语，多属热扰心神的实证；神志恍惚，语言重复、声低无力，称为郑声，属虚证。

2. 听呼吸

患者的呼吸正常，是形病而气未病；呼吸出现异常，是形气俱病。呼吸的声音气粗有力，多为实证、热证；呼吸微弱无力，多为虚证、寒证。但久病之后肺肾将绝，气粗而断续，不是实证；热在心包，气微弱而昏沉，并非虚证。遇到这些情况时，要结合其他诊法进行鉴别。

呼吸还包括喘、哮等病。喘主要是呼吸困难，张口抬肩，难以平卧。喘有虚实之分，实喘发作急，呼吸气粗，多属肺有实热；虚喘发作缓慢，喘声低微，属虚证。喉中有哮鸣音者，为哮证，多由痰饮阻塞气道所致。久住湿寒地区，或过多食用酸、冷食物，都可能引发哮证。哮证时断时续，难以痊愈。

3. 听咳嗽

咳嗽声音重而浊，多为实证；咳嗽声音低微气怯，多为虚证；咳痰清白，鼻塞不通，属外感风寒；痰稠色黄，不易咳出，咽喉干痛，属肺热；咳有痰而声低，痰多且易咳出，属寒咳，或是湿咳痰饮；干咳无痰，或只咳出少许黏液，是燥咳。

4. 听呕吐

古人认为有声有物是呕，有物无声是吐，有声无物是干呕，引起三者的原因各不相同。呕吐的原因有很多，凡是引起胃气上逆的，都有可能出现呕、吐或者干呕。听呕吐的声音可分出寒热虚实，虚寒证的呕吐吐势徐缓，声音微弱；实热证的呕吐吐势较猛，声音壮厉。

5. 听呃逆

呃逆即打嗝，由胃气上逆导致。根据呃逆声音高低长短和间歇时间长短的不同，可以诊察出病情的虚实寒热。呃逆声音不高不低，无其他证候，往往出于一时气逆，或偶然食后触冒风寒或食时咽动所引起。这些都是偶然现象。如果久病闻呃，多属危重，临床上需要注意。

（二）嗅气味

1. 病体的气味

（1）口气。正常人说话不会发出臭气，如有口臭，多是消化不良、龋齿、口腔不洁引起的。口出臭秽气，属于胃热；口出腐臭气，多为内痈。

（2）鼻臭。患者鼻出臭气，流浊涕难止，为鼻渊证。

（3）汗气。患者的汗气有腥膻气，是风湿热久蕴于皮肤，津液受到蒸变的缘故。

（4）身臭。应检查病体是否有溃腐疮疡。

2. 病室的气味

瘟疫病一开始就臭气触人，轻则盈于床帐，重则充满病室；病室里有腐臭或尸臭气味的，是脏腑败坏，病情严重；病室有血腥臭，患者多患失血证。病室气味与卫生工作好坏也有关系，应经常清洁打扫。

【日常练习】

1. 闻诊的主要内容是什么？

2. 听声音、嗅气味的注意事项包括哪些？

问 诊

问诊，是采用对话的方式，向患者或陪诊者询问疾病的发生、发展情况、症状、治疗经过和其他与疾病相关的情况，用来诊断疾病的方法。在问诊时，首先需要抓住患者的主要病症，其次根据主要病症进行有步骤、有目的地询问。症状是问诊主要调查的内容和辨证的重要依据，包括问寒热、问汗液、问头身、问胸胁、问胃脘、问腰腹、问饮食、问睡眠、问情志、问二便，还包括询问妇女、小儿等某些情况。

（一）问寒热

患者有恶寒而无发热，称为但寒不热，多属于寒证；发热而不怕冷，称为但热不寒，见于里热证；恶寒发热同时并见者，称为恶寒发热，多属于外感表证；恶寒与发热交替发作，发无定时者，称为寒热往来，多属于半表半里证。恶寒重而发热轻，为风寒表证；恶寒轻而发热重，为风热表证。如果恶寒和发热是定时出现，或每日1次，或间日1次，或3日1次者，多是疟疾。每日下午3~5时发热，称为阳明发热，多由胃肠燥热，大便燥结所引起；下午或夜间有低热，形体消瘦，称为骨蒸潮热，多是阴虚所致。

（二）问汗液

1. 问有汗无汗

若患者感觉发热怕冷、头痛、关节酸痛且无汗，为风寒之邪闭阻肌表；有汗液出，则是风寒之邪外透肌表。

2. 问出汗的情况

患者日间汗出，动则更甚，为自汗，多属气虚证、阳虚证；睡时汗出，醒后汗止，为盗汗，多属阴虚内热证、气阴两虚证；大汗淋漓，兼见面赤口渴，脉洪大者，属实热证；冷汗淋漓，手足厥冷，脉微弱者，属亡阳证；全身战栗抖动，然后出汗，为战汗，是病情处于转折关头的表现；汗出后热势消退，一身清爽，为病情向好的方面转化；汗出热势却丝毫不减，烦躁不安，是病情向危证发展。

3. 问汗出的部位

患者头部出汗，多是湿热交蒸；胸窝部出汗，多是心气虚弱；手足心出汗，多是脾胃湿热内阻；上半身出汗，多属阳气虚；下半身出汗，多属阴虚内热或是阴阳两虚。

（三）问头身

1. 问头痛的部位

患者前额连及眉棱等处有疼痛感，是阳明经所主；太阳穴或头部两侧疼痛，是少阳经所主；后头部连项疼痛，是太阳经所主；头痛有昏沉感，伴有腹泻，是太阴经所主；头痛连及齿痛，是少阴经所主；巅顶痛，是厥阴经所主。

2. 问头痛的性质

患者头部疼痛遇风病势加重，多为外感风寒引起；头部疼痛伴有咽痛，多为外感风热引起；头痛时用棉帛包住头部，多为湿邪所致；头痛持续不止，多为气虚所致；头部痛如针刺，多为血瘀所致；头痛持续时间久，反复发作，多属正气虚弱。

3. 问头晕有哪些伴随症状

患者头部眩晕且伴有胀痛，口有苦味，多是肝阳上亢；伴有精神疲乏，面色转为苍白，多属气血虚弱；头晕耳鸣，腰痛无力，多为肾精亏虚；胸闷恶心，不思饮食，头部沉重，多为痰湿内阻。

4. 问周身疼痛部位与性质

患者周身关节酸痛，屈伸艰难，多为风湿痹阻；身体沉重，隐隐作痛，困乏无力，多为脾虚不运；手足、躯干疼痛却无固定部位，多为外感风寒；痛处不移且如锥刺般疼痛，多是血瘀经络。

5. 问胸胁

患者胸痛憋闷，牵引到肩臂，多是胸痹证；胸前彻痛剧烈，面色青灰，手足发青，多属真心痛；胸痛且伴有发热咳嗽，咳吐脓血腥痰，多是肺痈。胸痛且潮热盗汗，咳痰带血者，属肺阴虚证。胁部是肝胆所居之位，问胁部的异常变化可以了解肝胆及其经脉的病变。问胁部时应该重点询问胁痛性质和牵引部位。部胁胀痛，太息易怒，为肝气郁结；肋胁有灼痛之感，面红口苦，为肝火；胁痛时兼有胸胁胀满之感，怕冷怕热交替表现，多属少阳证。

（四）问二便

1. 问大便

（1）问排便感。患者肛门灼热，多为大肠湿热；排便艰难，多为肝郁乘脾或大肠湿热；里急后重，多为大肠湿热；肛门重坠，多为中气下陷；大便失禁，肛门失约，滑泄而出，多为脾肾阳虚。

（2）问大便性状。患者便秘发热，腹部胀满，舌红苔黄，为热结胃肠；大便干燥，舌红少苔，为肠道津亏；老人大便不干，排便时间长，为气虚；大便溏泻，水泻如注，伴有腹痛、恶寒、肠鸣，为寒伤脾胃；大便时干时稀，为肝郁乘脾；大便先干后溏，为脾虚；腹部疼痛，泻后痛减，脘闷嗳腐，为伤食；黎明前大便泄泻，手足不温，伴有腹痛、肠鸣，为肾阳虚弱。

（3）问大便颜色。患者粪便稀薄如水，多为寒湿；便溏如糜，色黄而黏，为胃肠湿热；便黑似油，为远血；便血鲜红，为近血；便似黏冻，夹杂脓血，为痢疾。

2. 问小便

（1）问尿量。患者小便清长而频，为肾气不足；小便短赤量少，为热伤津液；小便点点滴滴，多见于湿热、结石、肾虚所致的癃闭；尿频且多，口渴，形体消瘦，为消渴病。

（2）问次数。小便短赤，频数急迫，为膀胱湿热之淋证；小便频数而澄清，为寒证或肾气不固。

（3）问颜色。患者小便色黄，多为热证；小便清长，多为寒证；小便浑浊，多为湿热下注或浊精下泄；小便色红，多为热伤血络。

（4）问排尿感。患者排尿时尿道灼热刺痛，尿液点滴而出，称为淋证；尿道痛，排尿无力，随情志变化加剧或减轻，伴有腹胀痛，为气淋；伴有小腹胀，腰酸痛，为膏淋；尿有血块，伴腰酸腹痛，心绪烦乱，为血淋；尿中夹杂砂石或尿时突然中断，伴有腰腹绞痛，为石淋；睡后梦中遗尿，多由肾气不固或劳倦过度所致。

（五）问饮食

1. 问口渴与饮水

患者口不渴且不欲饮水，见于寒证湿证患者，或无明显热邪的病证；口渴喜冷饮，是热盛伤津；口渴喜热饮，是内有痰饮；口渴多饮，能食消瘦，小便量多，是消渴病；口渴但饮水后即吐，是水逆证；口干，但欲饮水漱口而不咽下，是血瘀证。

2. 问患者进食情况

患者久病不起，食欲减退，多属脾胃虚弱；恶闻油腻食物，是肝胆有湿热；饥不欲食，胃中灼热，舌红少苔，多是胃阴不足；多食易饥，胃脘灼痛，是胃火炽盛；口有苦味，伴有胸胁烦闷，多属胆经有热；口有甜味或黏腻，为脾胃湿热；口中泛酸，是胃中积热或肝经热盛；口中酸馊，为伤食；口淡乏味，为脾胃虚弱。

（六）问睡眠

1. 问失眠

患者难以入睡，潮热盗汗，伴有头晕、耳鸣、心烦、梦遗等表现，是心肾不交；睡眠较浅，易半夜惊醒，兼见心悸，纳少乏力，是心脾两虚；不易入睡，甚至彻夜难眠，并伴有心烦易怒，胸胁胀满，是肝火上扰。

2. 问嗜睡

患者嗜好睡眠，时时思睡，头目昏沉，身体沉重，多为湿邪太重；时时思睡，食后更甚，多是中气不足；困倦易睡，伴有食少、畏冷、疲乏、懒言少语等表现，多是阳气虚弱；入睡不久即有梦，梦中多遇凶险之事，是心胆气虚；昏睡不醒，醒时亦觉昏昏沉沉，是热犯心包。

（七）问妇女

1. 问月经

（1）月经不调。患者月经周期及月经的量、色、质发生异常变化，称为月经不调。

①月经先期。患者月经比正常时间提早 8~9 日及以上者，称为月经先期。先期而经色紫黑，质稠，气味腥臭，伴有面赤、口渴、心中烦热，多由血热所致；经色鲜红，量多，身体疲倦，面色苍白，多由气血虚所致；经色暗红量少，伴有头晕胁痛等表现，多由肝气郁结所致。

②月经后期。患者月经比正常时间推后 8~9 日及以上者，称为月经后期。后期而经色淡，量少质稀，伴有腰酸腹痛，头晕目眩，食欲不振，多由血虚所致；后期而经色紫暗，经量少，质稠，伴有腹痛，多由外感寒邪所致；经色紫黑，质稠，伴有小腹灼痛、口渴，多由血热所致。

③月经不定期。患者月经前后不定，提前或推后 8~9 日及以上者，称为月经衍期。衍期而经色紫红，量偏少，有块状，伴有乳房肿痛，属气滞；衍期而色淡质稀，量或多或少，属脾肾虚损。

（2）痛经。患者月经来潮时小腹痉挛性疼痛，剧痛难忍，呈周期性发作，称为痛经。经前出现腹痛，经色紫黑，质稠而夹块，多由气血凝滞所致；经后出现腹痛，经色淡量少，质稀，兼有腰部酸痛，多为气血虚弱所致。

（3）经闭。发育成熟的女子月经应来却未来，或曾来而中断，这种情况持续3个月以上且未处在妊娠期或哺乳期，称为经闭，又称不月、月闭等。患者经闭而伴有消瘦、头晕脑胀、腰部酸痛、乳房萎缩，多由肾虚所致；伴有肥胖、胸脘胀闷、心中烦乱、恶心，多为痰湿所致；伴有腹部胀痛、胸胁胀满、心情烦躁，多因瘀滞所致；伴有胸闷烦热、口干、尿液呈黄色、头晕腰酸，多为血热所致；伴有骨节酸痛、怕冷、腹部疼痛，多为寒凝所致。

（4）崩漏。患者月经突然大下不止，称为经崩；长期月经淋漓不断者，称为经漏。崩漏经而经色淡红无块，多为冲任损伤或中气下陷；经色深红而有块，多属热证。

2. 问带下

正常情况下，妇女可分泌少量白带。带下量多质稀，色白，无臭味，为白带；带下黏稠秽臭，量多色黄，外阴瘙痒疼痛，为黄带，多属湿热下注；带下色赤，或赤白相间，淋漓不断，微有臭味，称为赤带，多属肝经郁热；带下色青黏稠，气味腥臭，为青带，属肝经湿热；带下色黑，甚则如黑豆汁、味腥、为黑带，多因热盛熏蒸，伤及任脉、带脉、肾水亏虚所致。

3. 问妊娠

处于妊娠期的妇女经常会出现恶心、呕吐的表现，严重者甚至难以进食，反复呕吐，称为妊娠恶阻。如兼身体疲惫，口淡腹胀，是胃失和降所致；如兼脘闷纳呆，呕吐痰涎者，是痰浊上逆，胃失和降所致；如兼口苦吐酸，易怒，心情抑郁，是肝火犯胃所致。

妊娠后小腹下坠疼痛，腰部酸痛兼漏红者，称为胎动不安，是小产的先兆；如兼面白无华，身体倦怠，为气血亏虚不能养胎所致；如兼面色暗滞，头晕目眩伴有尿频者，为肾虚。

4. 问产后

产后血性恶露不断，连续 20 日以上者，称为产后恶露不绝。恶露量多，色深红质稠兼面赤口渴，多为血热妄行所致；恶露紫暗有块，小腹疼痛拒按，舌有瘀斑，为瘀血内停所致；恶露量多，质稀色淡，身体乏力，面色发黄，为气虚下陷不能升摄所致。产后持续发热不退甚则壮热，称为产后热。产后高热，心情烦躁，便秘尿赤，为火邪内盛所致；产后低热，头晕脑胀，小腹疼痛，面色苍白，为血虚化燥所致。

（八）问小儿

儿科，又称哑科，是因为不仅问诊困难，搜集的病情资料也不一定准确，所以重点在于询问患者的家属。问小儿病，除了一般问诊的内容外，还要询问出生前后的状况，小儿进食的情况，坐、爬、立、走、出牙、学语的迟早，也应询问小儿是否患过水痘、麻疹等病，还要询问常常使小儿患病的原因，如有无受惊、伤食、外感等。

【日常练习】

1. 问诊主要调查的内容是什么？
2. 问诊的注意事项有哪些？

切　诊

切诊包括脉诊和按诊，是医生运用手和指端的感觉对患者体表某些部位进行触摸按压的检查方法。切诊的检查内容主要包括脉象的变化、胸腹的痞块、皮肤的肿胀、手足的温凉、疼痛的部位等。切诊后的病情资料与其他三诊相互参照，可以得出更为准确的诊断。

（一）脉诊法

脉诊，指医生用指腹按住一定部位的脉搏诊察脉象。诊脉可以诊察到患者不同的脉象，从而了解病情，为诊断疾病提供重要的疾病资料。诊脉为中医一种独特的诊断疾病的方法。

脉象，即脉动应指的形象，主要包括频率、节律、充盈度、通畅情况、动势的和缓、波动幅度等。血液在脉管之中运行，除了心脏起着主导作用外，其他脏器的作用也不可忽视，所以脉象的形成与五脏活动的关系密切。五脏与六腑相表里，因而脉象的变化也可反映六腑的变化。通过诊察脉象的变化，可以判断疾病的病位、性质、邪正盛衰与推断疾病的进退预后。

现在主要采用的诊脉部位是寸口，即桡动脉腕后浅表部分。正常脉象是三部有脉，一息四至，不浮不沉，不大不小，从容和缓，柔和有力，节律一致。

1. 浮脉类

（1）浮脉。轻取可得，重按反觉稍浅。浮脉多属表证，外感病邪在经络肌表部位，卫气抗邪，脉气鼓动于外，故脉位浅显。外感病见脉浮紧，为表寒证；见脉浮数，为表热证；浮而有力，为表实证；浮而无力，为表虚证。浮脉也主虚证，久病身体虚弱或阴虚阳无所依，浮阳外越而呈现浮而无力的虚脉。

（2）洪脉。脉形洪大，脉来如波涛汹涌，来盛去衰。洪脉的形成，是因为阳气有余，内热充斥，所以脉道扩张，气盛血涌，方见洪象。洪脉主热证，常见于高热患者。如果久病气虚或虚劳，失血等病证出现洪脉，是正衰邪盛的危险证候。

（3）濡脉。脉浮而细软，如帛飘于水中。濡脉主虚证、湿证。

（4）散脉。脉浮散无根，至数不齐。散脉多见于元气离散，是脏腑之气将绝的危重证候。

（5）芤脉。浮大而中空。芤脉多见于失血伤阴之证。

（6）革脉。脉象浮而搏指，外坚中空，如按鼓皮。革脉为弦，芤相合之脉，主亡血、失精。

2. 沉脉类

（1）沉脉。脉象轻取不应，重按可得。沉脉主里证，脉沉有力为里实；脉沉无力为里虚。沉脉也可见于无病之人。

（2）伏脉。重手推筋按骨才可得，甚则伏而不见。伏脉主邪闭，厥证等。

（3）弱脉。脉象极软而沉细，主气血阴阳两虚证。

（4）牢脉。脉象沉按实大弦长，坚牢不移。牢脉主阴寒凝结，内实坚积。

3. 迟脉类

（1）迟脉。脉来迟缓，一息不足四至（每分钟脉搏不到60次）。迟脉主寒症，但有些运动员脉迟而有力，不属病脉。脉迟而有力，为寒积；脉迟而无力，为虚寒。

（2）缓脉。脉象一息四至，来去怠缓。缓慢主湿证，脾胃虚弱。脉象平缓，是为气血充足，百脉畅通；如果病中脉转平缓，是正气恢复之证。

（3）涩脉。脉迟细而短，往来不畅，极不流利。涩脉主精血亏少，气滞血瘀。

（4）结脉。脉来缓慢，时而一止，止无定数。结脉主阴盛气结，寒痰、血瘀。

4. 数脉类

（1）数脉。一息脉来五至以上。数脉主热证，脉数而有力，主实热证；脉数而无力，主虚热证。

（2）疾脉。脉来迅疾，一息七八至。疾脉主阳极阴竭，元阳将脱。

（3）促脉。脉来数，时而一止，止无定数。促脉主阳盛实热，气血痰饮，宿食停滞。

（4）动脉。脉形似豆，滑数有力。动脉主痛证、惊证。妇女妊娠反应期有可能出现动脉。

5. 虚脉类

（1）虚脉。三部脉举之无力，按之空虚。虚脉主虚证。

（2）细脉。脉细如线，应指明显，细脉主气血两虚，湿证等。

（3）微脉。极细极软，按之欲绝，若有若无。微脉主阴阳气血诸虚，阳气衰弱。新病而脉微，是阳气暴脱；久病而脉微，是气欲绝之前兆。

（4）代脉。脉来时见一止，止有定数，良久方来。代脉主痛证、风证、脏气衰微。妊娠初期的妇女，因其五脏精气聚集胞宫养胎元，脉气一时难续，也可见代脉出现。

（5）短脉。脉象首尾皆短，不能满部。短脉主气病，脉短有力为气滞，脉短无力为气虚。

6. 实脉类

（1）实脉。三部脉举按均有力。实脉主实证。无病之人亦可见实脉，是正气充沛、脏腑功能良好的表现。

（2）滑脉。往来通畅，如珠走盘，应指圆滑。滑脉主痰饮、食积、实热。正常无病之人见滑脉，表明气血充盛，气充则脉行通畅，血盛则脉道充盈，所以脉象滑而和缓。妇女妊娠期时见滑脉，是气血充盛调和的表现。

（3）弦脉。端直以长，如按琴弦。弦脉主肝胆病、痛证、痰饮等。弦而细劲，表明胃气全无，病多难于医治。

（4）紧脉。脉来绷急，如牵绳转索。紧脉主寒证、痛证。

（5）长脉。首尾端长，超过本位。长脉主肝阳有余，火热邪毒等症。

7. 相兼脉与主病

相兼脉指的是数种脉象同时存在的脉象。现将常见的相兼脉及其主病列出：

（1）相兼脉。浮紧。主表寒、风痹。

（2）相兼脉。浮缓。主伤寒表虚证。

（3）相兼脉。浮数。主表热。

（4）相兼脉。浮滑。主风痰、表证挟痰。

（5）相兼脉。沉迟。主里寒。

（6）相兼脉。弦数。主肝热、肝火。

（7）相兼脉。滑数。主痰热、内热食积。

（8）相兼脉。洪数。主气分热盛。

（9）相兼脉。沉弦。主肝郁气滞、水饮内停。

（10）相兼脉。沉涩。主血瘀。

（11）相兼脉。弦细。主肝肾阴虚、肝郁脾虚。

（12）相兼脉。沉缓。主脾虚、水湿停留。

（13）相兼脉。沉细。主阴虚、血虚。

（14）相兼脉。弦滑数。主肝火挟痰、痰火内蕴。

（15）相兼脉。沉细数。主阴虚、血虚有热。

（16）相兼脉。弦紧。主寒痛、寒滞肝脉。

（二）按诊

按诊，是医生用手直接触摸或按压患者身体某些部位，以了解局部异常变化，从而诊断病情的一种诊病方法。

1. 按肌肤

（1）寒热。阳气盛者，身体多热；阳气衰者，身体多寒。按肌肤还可以从热的甚微分辨表里虚实。身热初按甚热，久按转轻者，是热在表；久按其热反甚，热由内而外蒸发，是热在里。肌肤濡软而喜按，为虚证；患处痛而拒按，为实证。

（2）润燥。皮肤干燥者，为津液已伤或未出汗；皮肤干瘪者，为津液已伤；皮肤湿润者，为津液未伤；皮肤甲错者，为伤阴或内有干血。

（3）肿胀。按之凹陷，留有手印，不能即起的，为水肿；按之凹陷，放手即起，为气肿。在外科疮病方面，触按病变部位，肿而硬木不热者，多属寒证；肿处烙手，有压痛者，多属热证。根盘平塌漫肿，属虚证；根盘收束高起，属实证。患处坚实，多属无脓；边硬顶软，即为有脓。轻按即痛者，脓在浅表；重按方痛，脓在深部。

2. 按手足

疾病初起，手足俱冷，是阳虚寒盛；手足皆热，是阳盛热炽。手足前部较热，为外感发热；手足心较热，为内伤发热。

3. 按胸胁

（1）按虚里。虚里按之应手，动而不紧，缓而不急，为健康之证。若其动无力，为不及，是宗气内虚。若动而应衣，为太过，是宗气外泄。若按之弹手，搏而洪大，属于危重证候。

（2）按胸胁。前胸隆起，按之则气喘，为肺脏证；胸胁按后有胀痛感，多为痰热气结或水饮内停；久患疟疾，胁下有肿块，称为疟母；右胁出现胀痛，手不可按，为肝痈。

4. 按腹部

（1）凉热。腹壁发凉，喜暖手按扶者，属虚寒证；腹壁发热，喜冷物按放者，属实热证。

（2）疼痛。腹痛者，喜按者为虚，拒按者为实；按之局部有灼热感，伴有剧痛，为内痈。

（3）腹胀。腹胀者，按后有充实感，伴有压痛，叩之音浊的，为实满；腹部胀满，按之不实，无压痛感，叩之作空声，为虚满。腹部胀大如鼓，称为膨胀，是一种严重的病证。按之如囊裹水且腹壁有凹痕者，为水臌；叩之如鼓，按之无凹痕者，为气臌。有些肥胖的人腹大如臌，但按之柔软，应该与臌胀鉴别。

（4）肿块。患者左小腹疼痛，按之有硬块，说明肠中有宿粪。右小腹疼痛，按之疼痛，有包块应手者，为肠痈。腹有积聚，久按会转移，腹壁凹凸不平，为虫积。

（5）痞满。是心下或胃脘部痞塞不适和胀满的症状表现。按之柔软，没有压痛者，属虚证；按之坚硬，有抵抗感和压痛者，为实证。脘部按之有形，伴有胀痛感，为胃中有水饮。

5. 按腧穴

腧穴的变化主要是出现结节或条索状物，或者出现压痛及敏感反应。有些肺病患者可以在肺腧穴摸到结节，肝病患者可能会出现肝腧或期门穴压痛，胃病患者在胃俞和足三里有压痛，肠痈患者阑尾穴有压痛。

【日常练习】

1. 切诊的检查内容是什么？

2. 什么是按诊？什么是脉诊？

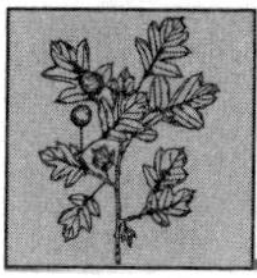

第三章 辨 证

八纲辨证

八纲辨证是中医重要的辨证理论基础之一，也是中医各种辨证的总纲。八纲辨证，是运用阴、阳、表、里、寒、热、虚、实八纲对病位的深浅、病邪的性质和盛衰、人体正气的强弱等进行分类概括，从而为治疗疾病提供可靠依据的辨证方法。八纲辨证分为表里、寒热、虚实、阴阳四对纲领。在一些条件下，每对纲领之间还可以进行相互转化，如寒证化热，热证转寒，实证转虚，因虚致实。表里、寒热、虚实还常常同时并存，如表里同病、虚实错杂。

（一）表里辨证

1. 表证

（1）表热证。表现为发热重、恶寒轻、舌边尖红、脉浮数。

（2）表寒证。表现为发热轻、恶寒重、舌苔薄白、脉浮紧。

（3）表实证。表现为恶寒、无汗、脉浮紧等特征。

（4）表虚证。表现为自汗或者汗出恶风、脉浮缓。

2. 里证

（1）里热证。表现为面色潮红、身体发热、心情烦躁、喜食冷饮、大便秘结、小便短赤。

（2）里寒证。表现为面色苍白、身体发冷、喜热饮、小腹疼痛、大便溏薄或清稀、小便清长。

（3）里实证。表现为小腹胀痛拒按、便秘痞满、舌苔黄而厚、脉沉实、声高气粗。

（4）里虚证。表现为身体疲倦无力、头晕目眩、心悸烦闷、舌苔薄白、脉细弱无力。

3. 表证和里证的鉴别

（1）新病、病程短者一般为表证；久病不愈、病程长者一般为里证。

（2）发热而有恶寒者，多为表证；发热无恶寒，或但寒不热者，多为里证。

（3）脉浮者，多为表证；脉沉者，多为里证。

（4）舌象变化不大，多为表证；舌质和舌苔变化大，多为里证。

4. 表里同病

临床上，除了单纯的表证和里证外，表证和里证还可以在同一患者身上同时存在。表里同病一般多与寒热虚实互见，出现表里俱热、俱寒、俱虚、俱实，或表热里寒、表寒里热、表虚里实、表实里虚等证。

5. 表里出入

表证和里证在一定条件下进行相互转化，称为表里出入。若病邪较盛，机体抵抗力差，致使表证不解，深传入里，出现里证，使表证转化为里证，病情加重；治疗得当，病邪从里透达于外，为里邪出表，病情有所好转。

（二）寒热辨证

1. 寒证

寒证是感受寒邪，导致阳气亏虚和阴寒内盛，并以寒冷为主要特点的一类病证。其临床表现是恶寒喜暖、面色苍白、舌淡苔白、口淡不渴、脉沉缓无力等。寒证包括表寒、里寒、虚寒、实寒等类型。

2. 热证

热证是因感受热邪或阴液损耗所引起的，以发热为主要特点的一类病证。其临床表现为恶热喜冷、口干咽燥、喜食冷饮、消瘦无力、小便短赤、大便干燥、脉洪或数。热证可以分为表热、里热、虚热、实热等类型。

3. 鉴别寒证和热证

鉴别寒证和热证时要全面地对症状和体征进行分析。寒、热证的区别主要在于寒热、是否口渴、大小便情况及舌脉象等。一般说来，面色苍白、恶寒喜热、喜热饮、小便清长、大便溏薄、脉象迟缓者为寒证；面色赤、恶热、喜食冷饮、小便短赤、大便秘结、脉数者为热证。

4. 寒热错杂

同一患者身上可能寒、热证同时存在，比如表热里寒、表寒里热、上热下寒、上寒下热等。治疗时应该依据症状的轻重缓急，来采取相应的治疗方式。

5. 寒热转化

寒证与热证在一定条件下可以相互转化。患者先有寒证，后见热证，热证出现后寒证渐渐消失，这就是寒证转化为热证。后者先有热证，后来出现寒证，寒证出现后，热证会渐渐消失。

（三）虚实辨证

1. 虚证

（1）气虚与阳虚源于阳气不足，临床表现类似，都有面色淡白、食欲不振、身体疲倦等状况。两者的区别在于气虚无寒象，以气短乏力、脉弱为主症。阳虚则肢体发冷、畏寒、小便清长、大便稀溏、脉象迟缓。

（2）血虚和阴虚同属阴血不足，共同的表现是头晕目眩、心悸、失眠多梦、脉细等。两者的区别在于血虚无热象，表现为面色淡白、四肢麻木、舌质淡、脉虚等。阴虚有五心烦热、口干咽燥、潮热盗汗、遗精、脉细数的热象。

2. 实证

实证是邪气亢盛，正气未衰，正邪激烈斗争的一类病证。常见的症状有腹胀拒按、烦躁不安、甚则神昏谵语、呼吸气粗、大便秘结、小便不利或淋漓涩痛等。

3. 鉴别虚证和实证

虚证和实证的区别主要在于体质强弱、病程长短、精神状态、脉象等。通常情况下，体质较弱、病程长、精神萎靡不振、脉象无力者为虚证；身体强壮、病程短、精神状态好、声高气粗、脉象有力者为实证。

4. 虚实夹杂

虚实夹杂，是正气不足和邪气亢盛同时存在于同一个患者身上。具体表现为表虚里实、表实里虚、上虚下实、上实下虚等。

在疾病发展的过程中，还有可能出现真虚假实，或者真实假虚的情况。真虚假实指的是疾病本质为虚，却表现出类似于实的症状，主要表现有虽感腹部胀痛，却时胀时停，按之痛稍减。真实假虚指的是疾病本质为实，却表现出类似于虚的症状，主要表现为虽无食欲但亦能食，身体倦怠但动后反而舒适，脉象虽沉却按之有力。

（四）阴阳辨证

1. 阴证

阴证是临床上以抑制、沉静、寒冷、晦暗为特征的证候。比较常见的临床表现包括精神萎靡，畏寒怕冷，身体倦怠，口淡不渴，小便清长，脉沉迟、弱、细涩等。

2. 阳证

阴证临床上以兴奋、躁动、火热、光亮为特征的证候。阳证的常见表现有面色潮红，发热，烦躁不安，呼吸气粗，大便秘结，小便短赤，脉洪、大、滑、实等。

3. 阴阳转化

在一定条件下，阴证和阳证可以相互转化，阳证转为阴证通常为病情恶化，阴证转为阳证则表示病情有所好转。

【日常练习】

1. 八纲辨证是什么？表证与里证的概念是什么？

2. 实证与虚证的临床表现是什么？

病因辨证

病因辨证，是在中医理论指导下，对患者所表现的各种症状、体征等进行分析、综合，从而确定疾病当前证候性质的辨证方法。具体的病因证候主要包括风淫证、寒淫证、暑淫证、湿淫证、燥淫证、火（热）证，脓证、痰证、饮证、食积证、虫积证，气虚证、气滞证，血虚证、血瘀证，阳虚证、阴虚证、亡阳证、亡阴证，津液亏虚证，喜证、怒证、忧思证、悲恐证等。这些病因证候属于辨证中的基础证。

辨病因是辨证中最重要的内容。由于病因是疾病当前的病理本质，是对疾病一定阶段整体反应状态的概括，是对邪正相互关系的综合认识，具有整体、动态的特点，因此，在进行病因辨证时，一般须对全身症状、体征及体质、环境等进行综合分析，方可使辨证结果准确。

（一）辨六淫证候

1. 风淫证

风淫证指风邪侵袭人体肤表、经络，卫外机能失常，表现出符合风性特征的证候。表现为恶风寒，微发热，汗出，脉浮缓，苔薄白；或有鼻塞、流清涕、打喷嚏；或伴咽喉痒痛、咳嗽；或为突发皮肤瘙痒、丘疹、瘖瘟；或为突发肌肤麻木、口眼㖞斜；或肢体关节游走作痛；或新起面睑肢体浮肿等。

2. 寒淫证

寒淫证指寒邪侵袭机体，阳气被遏，以恶寒甚、无汗、头身或胸腹疼痛、苔白、脉弦紧等为主要表现的实寒证候。表现为恶寒重，或伴发热，无汗，头身疼痛，鼻塞或流清涕，脉浮紧；或见咳嗽、哮喘、咯稀白痰；或为脘腹疼痛、肠鸣腹泻、呕吐；或为肢体厥冷、局部拘急冷痛等。口不渴，小便清长，面色白甚或青，舌苔白，脉弦紧或脉伏。

（1）伤寒证指寒邪外袭于肤表，阻遏卫阳，阳气抗邪于外所表现的表实寒证，又称外寒证、表寒证、寒邪束表证、太阳表实证、太阳伤寒证等。寒为阴邪，其性清冷，遏制并损伤阳气，寒性凝滞、收引，阻碍气血运行，郁闭肌肤，阳气失却温煦，故见恶寒、头身疼痛、无汗、苔白、脉浮紧等症。

（2）中寒证指寒邪直接内侵脏腑、气血，遏制及损伤阳气，阻滞脏腑气机和血液运行所表现的里实寒证，又称内寒证、里寒证等。寒邪客于不同脏腑，可有不同的证候特点，寒邪客肺，肺失宣降，故见咳嗽、哮喘、咯稀白痰等症；寒滞胃肠，使胃肠气机失常，运化不利，则见脘腹疼痛、肠鸣腹泻、呕吐等症。此外，临床上寒淫证还有多种类型，如寒滞肝脉证、寒滞心脉证、寒凝胞宫证、寒痹证（痛痹证）等，均可见肢冷、患部拘急冷痛、无汗、面白或青、苔白、脉沉紧甚至脉伏等症。

3. 暑淫证

暑淫证指感受暑热之邪，耗气伤津，以发热口渴、神疲气短、心烦头晕、汗出、小便短黄、舌红苔黄干等为主要表现的证候。表现为发热恶热，汗出，口渴喜饮，气短，神疲，肢体困倦，小便短黄，舌红，苔白或黄，脉虚数；或发热，卒然昏倒，汗出不止，气喘，甚至昏迷、惊厥、抽搐等；或见高热，神昏，胸闷，腹痛，呕恶，无汗等。

4. 湿淫证

湿淫证指感受外界湿邪，或体内水液运化失常而形成湿浊，阻遏气机与清阳，以身体困重、肢体酸痛、腹胀腹泻、纳呆、苔滑脉濡等为主要表现的证候。表现为头昏沉如裹，嗜睡，身体困重，胸闷脘痞，口腻不渴，纳呆，恶心，肢体关节、肌肉酸痛，大便稀，小便浑浊；或为局部渗漏湿液；或皮肤出现湿疹、瘙痒，妇女可见带下量多；面色晦垢，舌苔滑腻，脉濡缓或细等。

5. 燥淫证

燥淫证指外界气候干燥，耗伤津液，以皮肤、口鼻、咽喉干燥等为主要表现的证候。表现为皮肤干燥甚至皲裂、脱屑，口唇、鼻孔、咽喉干燥，口渴饮水，舌苔干燥，大便干燥；或见干咳少痰、痰黏难咳，小便短黄，脉象偏浮等。

6. 火热证

火热证指外感火热邪毒，阳热内盛，以发热、口渴、胸腹灼热、面红、便秘尿黄、舌红苔黄而干、脉数或洪等为主要表现的证候。表现为发热恶热，烦躁，口渴喜饮，汗多；大便秘结，小便短黄，面色赤，舌红或绛，苔黄干燥或灰黑，脉数有力（洪数、滑数、弦数等）；或见神昏、谵语，惊厥、抽搐，吐血、衄血，痈肿疮疡。

（二）辨阴阳虚损证候

1. 阳虚证

阳虚证指体内阳气亏损，机体失却温养，推动、蒸腾、气化等作用减退，以畏冷肢凉为主要表现的虚寒证候。表现为畏冷，肢凉，口淡不渴，或喜热饮，或自汗，小便清长或尿少不利，大便稀薄，面色皖白，舌淡胖，苔白滑，脉沉迟（或为细数）无力。可兼有神疲，乏力，气短等气虚的表现。

2. 阴虚证

阴虚证指体内阴液亏少而无以制阳，滋润、濡养等作用减退，以咽干、五心烦热、脉细数等为主要表现的虚热证候。表现为形体消瘦，口燥咽干，两颧潮红，五心烦热，潮热，盗汗，小便短黄，大便干结，舌红少津或少苔，脉细数等。

3. 亡阳证

亡阳证指体内阳气极度衰微而欲脱，以冷汗、肢厥、面白、脉微等为主要表现的危重证候。表现为冷汗淋漓、汗质稀淡，神情淡漠，肌肤不温、手足厥冷，呼吸气弱，面色苍白，舌淡而润，脉微欲绝等。

4. 亡阴证

亡阴证指体内阴液严重耗损而欲竭，以身灼烦渴、唇焦面赤、脉数疾、汗出如油为主要表现的危重证候。表现为汗热味咸而黏、如珠如油，身灼肢温、虚烦躁扰、恶热，口渴饮冷，皮肤皱瘪，小便极少，面赤颧红，呼吸急促，唇舌干燥，脉细数疾等。

（三）辨津液证候

1. 痰证

痰证指痰浊内阻或流窜，以咳吐痰多、胸闷、呕恶、眩晕、体胖，或局部有圆滑包块、苔腻、脉滑等为主要表现的证候。表现为咳嗽痰多、痰质黏稠，胸脘痞闷、呕恶、纳呆，或头晕目眩，或形体肥胖，或神昏而喉中痰鸣，或神志错乱而为癫、狂、痴、痫，或某些部位出现圆滑柔韧的包块等，舌苔腻，脉滑。

2. 饮证

饮证指水饮停聚于腔隙或胃肠，以胸闷脘痞、呕吐清水、咳吐清稀痰涎、肋间饱满、苔滑等为主要表现的证候。表现为脘腹痞胀、泛吐清水、脘腹部水声辘辘，肋间饱满、咳唾引痛，胸闷、心悸、息促不得卧，身体、肢节疼重，咳吐清稀痰涎或喉间哮鸣有声，头目眩晕，舌苔白滑，脉弦或滑等。

3. 水停证

水停证指体内水液因气化失常而停聚，以肢体浮肿、小便不利，或腹大痞胀、舌淡胖等为主要表现的证候。表现为头面、肢体甚或全身水肿，按之凹陷不易起，或为腹水而见腹部膨隆、叩之音浊，小便短少不利，身体困重，舌淡胖，苔白滑，脉濡缓等。

4. 津液亏虚证

津液亏虚证指体内津液亏少，脏腑、组织、官窍失却滋润、濡养、充盈，以口渴尿少，口、鼻、唇、舌、皮肤、大便干燥等为主要表现的证候。表现为口、鼻、唇、舌、咽喉、皮肤、大便等干燥，皮肤枯瘪而缺乏弹性，眼球深陷，口渴欲饮水，小便短少而黄，舌红，脉细数无力等。

（四）辨情志证候

1. 喜证

喜证指由于过度喜乐，导致神气失常，以喜笑不休、精神涣散等为主要表现的情志证候。表现为喜笑不休，心神不安，精神涣散，思想不集中，甚则语无伦次，举止失常，肢体疲软，脉缓等。

2. 怒证

怒证指由于暴怒或过于愤怒，导致肝气横逆、阳气上亢，以烦躁多怒、胸胁胀闷、面赤头痛等为主要表现的情志证候。表现为烦躁多怒，胸胁胀闷，头胀头痛，面红目赤，眩晕，或腹胀、泻泄，甚至呕血、发狂、晕厥，舌红苔黄，脉弦劲有力。

3. 忧思证

忧思证指由于思虑过度，或过分忧愁，导致心、脾等脏腑气机紊乱，以忧愁不乐、失眠多梦等为主要表现的情志证候。表现为情志抑郁，忧愁不乐，表情淡漠，胸闷胁胀，善太息，失眠多梦，头晕健忘，心悸，倦怠乏力，纳谷不馨，腹胀，脉沉弦等。

4. 悲恐证

悲恐证指由于悲伤过度，或经受过度惊骇，使气机消沉，以情绪悲哀或恐惧、胆怯易惊、神疲乏力等为主要表现的情志证候。表现为善悲喜哭，精神萎靡，疲乏少力，面色惨淡；或胆怯易惊，恐惧不安，心悸失眠，常被恶梦惊醒，甚则二便失禁，或为滑精、阳痿等。

【日常练习】

1. 病因辨证的内容有哪些？
2. 痰证的临床表现是什么？

气血辨证

辨气血证候，是根据患者所表现的症状、体征等，对照气血的生理、病理特点，分析、判断疾病中有无气血亏损或运行障碍的证候存在。

气血证候的分类，一方面为气血的亏虚，主要包括气虚证、血虚证，属虚证的范畴，气脱证、血脱证、气陷证、气不固证，一般是气血虚的特殊表现；另一方面为气血的运行失常，主要有气滞证、血瘀证，一般属实证的范畴，所谓气逆证、气闭证，一般属气滞的范畴。血热证、血寒证实际为血分的热证、寒证。

气与血密切相关，病理上二者常互相影响，或者同时发病，或者互为因果。临床常见的气血同病证候有气血两虚证、气滞血瘀证、气不摄血证、气随血脱证、气虚血瘀证等。

（一）气虚类证

1. 气虚证

气虚证指元气不足，气的推动、固摄、防御、气化等功能减退，或脏器组织的机能减退，以气短、乏力、神疲、脉虚等为主要表现的虚弱证候。表现为气短声低，少气懒言，精神疲惫，体倦乏力，脉虚，舌质淡嫩，或有头晕目眩，自汗，动则诸症加重。

2. 气陷证

气陷证指气虚无力升举，清阳之气下陷，以自觉气坠，或脏器下垂为主要表现的虚弱证候。表现为头晕目眩，气短疲乏，脘腹坠胀感，大便稀溏，形体消瘦；或见内脏下垂、脱肛、阴挺等。

3. 气不固证

气不固证指气虚失其固摄之能，以自汗，或大便、小便、经血、精液、胎元等不固为主要表现的虚弱证候。表现为气短，疲乏，面白，舌淡，脉虚无力；或见自汗不止；或为流涎不止；或见遗尿，余溺不尽，小便失禁；或为大便滑脱失禁；或妇女出现崩漏，或为滑胎、小产；或见男子遗精、滑精、早泄等。

4. 气脱证

气脱证指元气亏虚已极，急骤外泄，以气息微弱、汗出不止等为主要表现的危重证候。表现为呼吸微弱而不规则，汗出不止，口开目合，全身瘫软，神志朦胧，二便失禁，面色苍白，口唇青紫，脉微，舌淡，舌苔白润。

（二）血虚类证

1. 血虚证

血虚证指血液亏虚，不能濡养脏腑、经络、组织，以面、睑、唇、舌色白，脉细为主要表现的虚弱证候。表现为面色淡白或萎黄，眼睑、口唇、舌质、爪甲的颜色淡白，头晕，或见目眩、两目干涩，心悸，多梦，健忘，神疲，手足发麻，或妇女月经量少、色淡、延期甚或经闭，脉细无力等。

2. 血脱证

血脱证指突然大量出血或长期反复出血，血液亡脱，以面色苍白、心悸、脉微或芤为主要表现的危重证候。表现为面色苍白，头晕，目眩，心悸，气短，四肢厥冷，舌色枯白，脉微或芤等。

（三）气滞类证

1. 气滞证

气滞证指人体某一部分或某一脏腑、经络的气机阻滞，运行不畅，以胀闷疼痛为主要表现的证候。表现为胸胁、脘腹等处或损伤部位的胀闷或疼痛，疼痛性质可为胀痛、窜痛、攻痛，症状时轻时重，部位不固定，按之一般无形，痛胀常随嗳气、肠鸣、矢气等而减轻，或症状随情绪变化而增减，脉象多弦，舌象可无明显变化。

2. 气逆证

气逆证指气机失调，气上冲逆，以咳嗽喘促、呃逆、呕吐等为主要表现的证候。表现为咳嗽频作，呼吸喘促；

呃逆，嗳气不止，或呕吐，呕血；头痛，眩晕，甚至晕厥、咯血等。

3. 气闭证

气闭证指邪气阻闭神机或脏器、管窍，以突发晕厥或绞痛为主要表现的实性急重证候。表现为突然发生势急、症重之晕厥或内度绞痛；或二便闭塞，呼吸气粗，声高，脉沉弦有力等。

（四）血瘀证

血瘀证指瘀血内阻，血行不畅，以固定刺痛、肿块、出血、瘀血色脉征为主要表现的证候。表现为有疼痛、肿块、出血、瘀血色脉征等方面的证候。其疼痛特点为刺痛、痛处拒按、固定不移、常在夜间痛甚；肿块的性状是在体表者包块色青紫，腹内者触及质硬而推之不移；出血的特征是出血反复不止，色紫暗或夹血块，或大便色黑如柏油状，或妇女血崩、漏血；瘀血色脉征主要有面色黧黑，或唇甲青紫，或皮下紫斑，或肌肤甲错，或腹露青筋，或皮肤出现丝状红缕，或舌有紫色斑点、舌下络脉曲张，脉多细涩或结、代、无脉等。

（五）血热证

血热证指火热内炽，侵迫血分，以身热口渴、斑疹吐衄、烦躁谵语、舌绛、脉数等为主要表现的实热证候，即血分的热证。表现为身热夜甚，或潮热，口渴，面赤，心烦，失眠，躁扰不宁，甚或狂乱，神昏谵语；或见各种出血色深红；或斑疹显露；或为疮痈，舌绛，脉数疾等。

（六）血寒证

血寒证指寒邪客于血脉，凝滞气机，血行不畅，以患处冷痛拘急、畏寒、唇舌青紫，妇女月经后期、经色紫暗夹块等为主要表现的实寒证候，即血分的寒证。表现为畏寒，手足或少腹等患处冷痛拘急，得温痛减，肤色紫暗发凉；或为痛经，月经衍期，经色紫暗，夹有血块，唇舌青紫，苔白滑，脉沉迟弦涩等。

（七）气血同病证类

气血同病证指气病或血病发展到一定的程度，往往影响到另方的生理功能而发生病变，从而表现为气血同病的证候。临床常见的气血同病证候有气滞血瘀证、气虚血瘀证、气血两虚证、气不摄血证和气随血脱证等。

各证的临床表现，一般是两个基本证候的相合而同时存在。气滞血瘀证、气血两虚证的病机，常常是互为因果；气虚血瘀证、气不摄血证，一般是气虚在先、为因、为本，血瘀或出血在后、为果、为标，但其证候表现则不一定前者重、后者轻；气随血脱证则是因大失血而致血脱在先，然后元气随之消亡，病势危急。

【日常练习】

1. 气血证候的分类有哪些？
2. 血热证与血寒证的鉴别要点是什么？

脏腑辨证

脏腑辨证，是在认识脏腑生理功能、病理特点的基础上，将四诊所收集的症状、体征及有关病情资料，进行综合分析，从而判断疾病所在的脏腑部位及其病性的一种辨证方法。简言之，即以脏腑病位为纲，对疾病进行辨证。

早在《黄帝内经》中对脏腑辨证已从理论上进行了阐述。张仲景所著《金匮要略》将脏腑病机理论运用于临床，奠定了脏腑辨证的基础。华佗《中藏经》有专论五脏六腑虚实寒热生死顺逆脉证等篇，使脏腑辨证初具系统性。其后《甲乙经》《诸病源候论》《千金要方》《圣济总录》《小儿药证直诀》《脏腑虚实标本用药式》《脾胃论》《济生方》《景岳全书》《辨证录》《证治汇补》《王旭高医书六种》等名著，从不同角度对脏腑辨证进行了卓有成效的研究，使脏腑辨证得到较大的充实和发展。脏腑辨证是中医辨证体系中的重要内容，是临床辨证的基本方法，是各科辨证的基础，具有广泛的适用性，尤其适用于对内、妇、儿等科疾病的辨证。

（一）辨心病证候

1. 心血虚证

心血虚证指血液亏虚，心与心神失于濡养，以心悸、失眠、多梦及血虚症状为主要表现的虚弱证候。表现为心悸，头晕目眩，失眠，多梦，健忘，面色淡白或萎黄，唇、舌色淡，脉细无力。

2. 心阴虚证

心阴虚证指阴液亏损，心与心神失养，虚热内扰，以心烦、心悸、失眠及阴虚症状为主要表现的虚热证候。表现为心烦，心悸，失眠，多梦，口燥咽干，形体消瘦，或见手足心热，潮热盗汗，两颧潮红，舌红少苔乏津，脉细数。

3. 心气虚证

心气虚证指心气不足，鼓动无力，以心悸、神疲及气虚症状为主要表现的虚弱证候。表现为心悸，胸闷，气短，精神疲倦，或有自汗，活动后诸症加重，面色淡白，舌质淡，脉虚。

4. 心阳虚证

心阳虚证指心阳虚衰，温运失司，鼓动无力，虚寒内生，以心悸怔忡、心胸憋闷及阳虚症状为主要表现的虚寒证候。表现为心悸怔忡，心胸憋闷或痛，气短，自汗，畏冷肢凉，神疲乏力，面色㿠白，或面唇青紫，舌质淡胖或紫暗，苔白滑，脉弱或结或代。

5. 心阳虚脱证

心阳虚脱证指心阳衰极，阳气欲脱，以心悸胸痛、冷汗、肢厥、脉微为主要表现的危重证候。表现为在心阳虚证的基础上，突然冷汗淋漓，四肢厥冷，面色苍白，呼吸微弱，或心悸，心胸剧痛，神志模糊或昏迷，唇舌青紫，脉微欲绝。

6. 心火亢盛证

心火亢盛证指火热内炽，扰乱心神，迫血妄行，上炎口舌，热邪下移，以发热、心烦、吐衄、舌赤生疮、尿赤涩灼痛等为主要表现的实热证候。表现为发热，口渴，心烦，失眠，便秘，尿黄，面红，舌尖红绛，苔黄，脉数有力。甚或口舌生疮、溃烂疼痛；或见小便短赤、灼热涩痛；或见吐血、衄血；或见狂躁谵语、神识不清。

7. 心脉痹阻证

心脉痹阻证指瘀血、痰浊、阴寒、气滞等因素阻痹心脉，以心悸怔忡、胸闷、心痛为主要表现的证候。又名心血（脉）瘀阻证。由于诱因的不同，临床又有瘀阻心脉证、痰阻心脉证、寒凝心脉证、气滞心脉证等之分。表现为心悸怔忡，心胸憋闷疼痛，痛引肩背内臂，时作时止。或以刺痛为主，舌质晦暗或有青紫斑点，脉细、涩、结、代；或以心胸憋闷为主，体胖痰多，身重困倦，舌苔白腻，脉沉滑或沉涩；或以遇寒痛剧为主，得温痛减，畏寒肢冷，舌淡苔白，脉沉迟或沉紧；或以胀痛为主，与情志变化有关，喜太息，舌淡红，脉弦。

8. 痰蒙心神证

痰蒙心神证指痰浊蒙蔽心神，以神志抑郁、错乱、痴呆、昏迷为主要表现的证候。又名痰迷心窍（包）证。表现为神情痴呆，意识模糊，甚则昏不知人；或神情抑郁，表情淡漠，喃喃独语，举止失常；或突然昏仆，不省人事，口吐涎沫，喉有痰声，并见面色晦暗，胸闷，呕恶，舌苔白腻，脉滑等症。

9. 痰火扰神证

痰火扰神证指火热痰浊交结，扰闭心神，以狂躁、神昏及痰热症状为主要表现的证候。又名痰火扰心（闭窍）证。

表现为发热，口渴，胸闷，气粗，咯吐黄痰，喉间痰鸣，心烦，失眠，甚则神昏谵语；或狂躁妄动，打人毁物，不避亲疏，胡言乱语，哭笑无常，面赤，舌质红，苔黄腻，脉滑数。

10. 瘀阻脑络证

瘀阻脑络证指瘀血犯头，阻滞脑络，以头痛、头晕及瘀血症状为主要表现的证候。表现为头晕，头痛经久不愈，痛如锥刺，痛处固定；或健忘，失眠，心悸，或头部外伤后昏不知人，面色晦暗，舌质紫暗或有斑点，脉细涩。

（二）辨肺病证候

1. 肺气虚证

肺气虚证指肺气虚弱，呼吸无力，卫外不固，以咳嗽无力，气短而喘，自汗等为主要表现的虚弱证候。表现为咳嗽无力，气短而喘，动则尤甚，咳痰清稀，声低懒言；或有自汗，畏风，易于感冒，神疲体倦，面色淡白，舌淡苔白，脉弱。

2. 肺阴虚证

肺阴虚证指肺阴亏虚，虚热内扰，以干咳少痰、潮热、盗汗等为主要表现的虚热证候。又名肺虚热证。表现为干咳无痰，或痰少而黏、不易咯出，或痰中带血，声音嘶哑，口燥咽干，形体消瘦，五心烦热，潮热盗汗，两颧潮红，舌红少苔乏津，脉细数。

3. 风寒犯肺证

风寒犯肺证指风寒侵袭，肺卫失宜，以咳嗽、咯稀白痰、恶风寒等为主要表现的证候。表现为咳嗽，咯少量稀白痰，气喘，微有恶寒发热，鼻塞，流清涕，喉痒；或见身痛无汗，舌苔薄白，脉浮紧。

4. 风热犯肺证

风热犯肺证指风热侵袭，肺卫失宣，以咳嗽、发热恶风等为主要表现的证候。本证在三焦辨证中属上焦病证，在卫气营血辨证中属卫分证。表现为咳嗽，痰少而黄，气喘，鼻塞，流浊涕，咽喉肿痛，发热，微恶风寒，口微渴，舌尖红，苔薄黄，脉浮数。

5. 燥邪犯肺证

燥邪犯肺证指外感燥邪，肺失宣降，以干咳痰少、鼻咽口舌干燥等为主要表现的证候。简称肺燥证。燥邪有偏寒、偏热的不同，而有温燥袭肺证和凉燥袭肺证之分。表现为干咳无痰，或痰少而黏，不易咯出，甚则胸痛，痰中带血；或见鼻衄，口、唇、鼻、咽、皮肤干燥，尿少，大便干结，舌苔薄而干燥少津。或微有发热恶风寒，无汗或少汗，脉浮数或浮紧。

6. 肺热炽盛证

肺热炽盛证指火热炽盛，壅积于肺，肺失清肃，以咳喘气粗、鼻翼煽动等为主要表现的实热证候。简称肺热证或肺火证。本证在卫气营血辨证中属气分证，在三焦辨证中属上焦病证。表现为发热，口渴，咳嗽，气粗而喘，甚则鼻翼煽动，鼻息灼热，胸痛；或有咽喉红肿疼痛，小便短黄，大便秘结，舌红苔黄，脉洪数。

7. 痰热壅肺证

痰热壅肺证指痰热交结，壅滞于肺，肺失清肃，以发热、咳喘、痰多黄稠等为主要表现的证候。表现为咳嗽，咯痰黄稠而量多，胸闷，气喘息粗，甚则鼻翼煽动，喉中痰鸣；或咳吐脓血腥臭痰，胸痛，发热口渴，烦躁不安，小便短黄，大便秘结，舌红苔黄腻，脉滑数。

8. 寒痰阻肺证

寒痰阻肺证指寒饮或痰浊停聚于肺，肺失宣降，以咳喘、痰白量多易咳等为主要表现的证候。又名寒饮停肺证、痰浊阻肺证。表现为咳嗽，痰多，色白，质稠或清稀，易咳，胸闷，气喘；或喉间有哮鸣声，恶寒，肢冷，舌质淡，苔白腻或白滑，脉弦或滑。

9. 饮停胸胁证

饮停胸胁证指水饮停于胸腔，阻碍气机，以胸廓饱满、胸胁胀闷或痛等为主要表现的证候。表现为胸廓饱满，胸胁部胀闷或痛，咳嗽，气喘，呼吸，咳嗽或身体转侧时牵引胁痛；或有头目晕眩，舌苔白滑，脉沉弦。

10. 风水相搏证

风水相搏证指风邪外袭，肺卫失宣，水湿泛溢肌肤，以突起头面浮肿及卫表症状为主要表现的证候。表现为眼睑头面先肿，继而遍及全身，上半身肿甚，来势迅速，皮肤薄而发亮，小便短少；或见恶寒重发热轻，无汗，舌苔薄白，脉浮紧；或见发热重恶寒轻，咽喉肿痛，舌苔薄黄，脉浮数。

（三）辨脾病证候

1. 脾气虚证

脾气虚证指脾气不足，运化失职，以食少、腹胀、便溏及气虚症状为主要表现的虚弱证候。表现为不欲食，纳少，脘腹胀满，食后胀甚；或饥时饱胀，大便溏稀，肢体倦怠，神疲乏力，少气懒言，形体消瘦；或肥胖，浮肿，面色淡黄或萎黄，舌淡苔白，脉缓或弱。

2. 脾虚气陷证

脾虚气陷证指脾气虚弱，中气下陷，以脘腹重坠、内脏下垂及气虚症状为主要表现的虚弱证候。又名脾（中）气下陷证。表现为脘腹重坠作胀，食后益甚，或便意频数，肛门重坠，或久泄不止，甚或脱肛；或小便浑浊如米泔；或内脏、子宫下垂，气短懒言，神疲乏力，头晕目眩，面白无华，食少，便溏，舌淡苔白，脉缓或弱。

3. 脾阳虚证

脾阳虚证指脾阳虚衰，失于温运，阴寒内生，以食少、腹胀腹痛、便溏等为主要表现的虚寒证候。又名脾虚寒证。表现为食少，腹胀，腹痛绵绵，喜温喜按，畏寒怕冷，四肢不温，面白少华或虚浮，口淡不渴，大便稀溏，甚至完谷不化；或肢体浮肿，小便短少；或白带清稀量多，舌质淡胖或有齿痕，舌苔白滑，脉沉迟无力。

4. 脾不统血证

脾不统血证指脾气虚弱，不能统摄血行，以各种慢性出血为主要表现的虚弱证候。又名脾（气）不摄血证。表现为各种慢性出血，如便血，尿血，吐血，鼻衄，紫斑，妇女月经过多，崩漏，食少，便溏，神疲乏力，气短懒言，面色萎黄，舌淡，脉细无力。

5. 寒湿困脾证

寒湿困脾证指寒湿内盛，困阻脾阳，脾失温运，以纳呆、腹胀、便溏、身重等为主要表现的寒湿证候。又名湿困脾阳证、寒湿中阻证、太阴寒湿证。表现为脘腹胀闷，口腻纳呆，泛恶欲呕，口淡不渴，腹痛便溏，头身困重；或小便短少，肢体肿胀；或身目发黄，面色晦暗不泽；或妇女白带量多，舌体淡胖，舌苔白滑或白腻，脉濡缓或沉细。

6. 湿热蕴脾证

湿热蕴脾证指湿热内蕴，脾失健运，以腹胀、纳呆、发热、身重、便溏不爽等为主要表现的湿热证候。又名中焦湿热证、脾经湿热证。表现为脘腹胀闷，纳呆，恶心欲呕，口中黏腻，渴不多饮，便溏不爽，小便短黄，肢体困重；或身热不扬，汗出热不解；或见面目发黄色鲜明；或皮肤发痒，舌质红，苔黄腻，脉濡数或滑数。

（四）辨肝病证候

1. 肝血虚证

肝血虚证指血液亏损，肝失濡养，以眩晕、视力减退、经少、肢麻手颤等及血虚症状为主要表现的虚弱证候。表现为头晕目眩，视力减退或夜盲；或见肢体麻木，关节拘急，手足震颤，肌肉瞤动；或为妇女月经量少、色淡，甚则闭经，爪甲不荣，面白无华，舌淡，脉细。

2. 肝阴虚证

肝阴虚证指阴液亏损，肝失濡润，阴不制阳，虚热内扰，以头晕、目涩、胁痛、烦热等为主要表现的虚热证候。又名肝虚热证。表现为头晕目眩，两目干涩，视力减退；或胁肋隐隐灼痛，面部烘热或两颧潮红；或手足蠕动，口咽干燥，五心烦热，潮热盗汗，舌红少苔乏津，脉弦细数。

3. 肝郁气滞证

肝郁气滞证指肝失疏泄，气机郁滞，以情志抑郁、胸胁或少腹胀痛等为主要表现的证候。又名肝气郁结证，简称肝郁证。表现为情志抑郁，善太息，胸胁、少腹胀满疼痛，走窜不定；或咽部异物感；或颈部瘿瘤、瘰疬，或胁下肿块；妇女可见乳房作胀疼痛，月经不调，痛经，舌苔薄白，脉弦。病情轻重与情绪变化的关系密切。

4. 肝火炽盛证

肝火炽盛证指火热炽盛，内扰于肝，气火上逆，以头痛、烦躁、耳鸣、胁痛等及火热症状为主要表现的实热证候。又名肝火上炎证、肝经实火证，简称肝火（热）证。表现为头晕胀痛，痛如刀劈，面红目赤，口苦口干，急躁易怒，耳鸣如潮，甚或突发耳聋，失眠，恶梦纷纭；或胁肋灼痛，吐血、衄血，小便短黄，大便秘结，舌红苔黄，脉弦数。

5. 肝阳上亢证

肝阳上亢证指肝阳亢扰于上，肝肾阴亏于下，以眩晕耳鸣、头目胀痛、面红、烦躁、腰膝酸软等为主要表现的证候。表现为眩晕耳鸣，头目胀痛，面红目赤，急躁易怒，失眠多梦，头重脚轻，腰膝酸软，舌红少津，脉弦有力或弦细数。

6. 肝风内动证

肝风内动证指因风阳、火热、阴血亏虚等所致，以肢体抽搐、眩晕、震颤等为主要表现的证候。

（1）肝阳化风证。指肝阳上亢，肝风内动，以眩晕，肢麻震颤，头胀痛，面赤，甚至突然昏仆、口眼㖞斜、半身不遂等为主要表现的证候。表现为眩晕欲仆，步履不稳，头胀头痛，急躁易怒，耳鸣，项强，头摇，肢体震颤，手足麻木，语言謇涩，面赤，舌红，或有苔腻，脉弦细有力。甚至突然昏仆，口眼㖞斜，半身不遂，舌强语謇。

（2）热极生风证。指邪热炽盛，热极动风，以高热、神昏、抽搐为主要表现的证候。本证在卫气营血辨证中归属血分证。表现为高热口渴，烦躁谵语或神昏，颈项强直，两目上视，手足抽搐，角弓反张，牙关紧闭，舌质红绛，苔黄燥，脉弦数。

（3）阴虚动风汪。指肝阴亏虚，虚风内动，以眩晕，手足震颤、蠕动，或肢体抽搐等及阴虚症状为主要表现的证候。表现为手足震颤、蠕动；或肢体抽搐，眩晕耳鸣，口燥咽干，形体消瘦，五心烦热，潮热颧红，舌红少津，脉弦细数。

（4）血虚生风证。指肝血亏虚，虚风内动，以眩晕，肢体震颤、麻木、拘急、瞤动、瘙痒等及血虚症状为主要表现的证候。表现为眩晕，肢体震颤、麻木，手足拘急，肌肉瞤动，皮肤瘙痒，爪甲不荣，面白无华，舌质淡白，脉细或弱。

7. 寒滞肝脉证

寒滞肝脉证指寒邪侵袭，凝滞肝经，以少腹、前阴、巅顶等肝经经脉循行部位冷痛为主要表现的实寒证候。又名寒凝肝经证、肝寒证、肝经实寒证。表现为少腹冷痛，阴部坠胀作痛；或阴器收缩引痛；或巅顶冷痛，得温则减，遇寒痛增，恶寒肢冷，舌淡，苔白润，脉沉紧或弦紧。

（五）辨肾病证候

1. 肾阳虚证

肾阳虚证指肾阳亏虚，机体失却温煦，以腰膝酸冷、性欲减退、夜尿多为主要表现的虚寒证候。又名元阳亏虚（虚衰）证、命门火衰证。表现为头目眩晕，面色㿠白或黧黑，腰膝酸冷疼痛，畏冷肢凉，下肢尤甚，精神萎靡，性欲减退，男子阳痿早泄，滑精精冷，女子宫寒不孕；或久泄不止，完谷不化，五更泄泻；或小便频数清长，夜尿频多，舌淡，苔白，脉沉细无力，尺脉尤甚。

2. 肾虚水泛证

肾虚水泛证指肾的阳气亏虚，气化无权，水液泛溢，以水肿下肢为甚、尿少、畏冷肢凉等为主要表现的证候。表现为腰膝酸软，耳鸣，身体浮肿，腰以下尤甚，按之没指，小便短少，畏冷肢凉，腹部胀满；或见心悸，气短，咳喘痰鸣，舌质淡胖，苔白滑，脉沉迟无力。

3. 肾阴虚证

肾阴虚证指肾阴亏损，失于滋养，虚热内扰，以腰酸而痛、遗精、经少、头晕耳鸣等为主要表现的虚热证候。又名真阴（肾水）亏虚证。表现为腰膝酸软而痛，头晕，耳鸣，齿松，发脱，男子阳强易举、遗精、早泄，女子经少或经闭，崩漏，失眠，健忘，口咽干燥，形体消瘦，五心烦热，潮热盗汗，骨蒸发热，午后颧红，小便短黄，舌红少津，少苔或无苔，脉细数。

4. 肾精不足证

肾精不足证指肾精亏损，脑与骨、髓失充，以生长发育迟缓、早衰、生育机能低下等为主要表现的虚弱证候。表现为小儿生长发育迟缓，身体矮小，囟门迟闭，智力低下，骨骼痿软；男子精少不育，女子经闭不孕，性欲减退；成人早衰，腰膝酸软，耳鸣耳聋，发脱齿松，健忘恍惚，神情呆钝，两足痿软，动作迟缓，舌淡，脉弱。

5. 肾气不固证

肾气不固证指肾气亏虚，失于封藏、固摄，以腰膝酸软，小便、精液、经带、胎气不固等为主要表现的虚弱证候。表现为腰膝酸软，神疲乏力，耳鸣失聪；小便频数而清，或尿后余沥不尽，或遗尿，或夜尿频多，或小便失禁；男子滑精、早泄；女子月经淋漓不尽，或带下清稀量多，或胎动易滑。舌淡，苔白，脉弱。

（六）辨腑病证候

1. 胃气虚证

胃气虚证指胃气虚弱，胃失和降，以胃脘隐痛或痞胀、喜按、食少等为主要表现的虚弱证候。表现为胃脘隐痛或痞胀，按之觉舒，食欲不振；或得食痛缓，食后胀甚，嗳气，口淡不渴，面色萎黄，气短懒言，神疲倦怠，舌质淡，苔薄白，脉弱。

2. 胃阳虚证

胃阳虚证指阳气不足，胃失温煦，以胃脘冷痛、喜温喜按、畏冷肢凉等为主要表现的虚寒证候，又名胃虚寒证。表现为胃脘冷痛，绵绵不已，时发时止，喜温喜按，食后缓解，泛吐清水或夹有不消化食物，食少脘痞，口淡不渴，倦怠乏力，畏寒肢冷，舌淡胖嫩，脉沉迟无力。

3. 胃阴虚证

胃阴虚证指阴液亏虚，胃失濡润、和降，以胃脘嘈杂，饥不欲食，脘腹痞胀、灼痛等为主要表现的虚热证候。又名胃虚热证。虚热证不明显者，则称胃燥津亏证。表现为胃脘嘈杂，饥不欲食，或痞胀不舒，隐隐灼痛，干呕，呃逆，口燥咽干，大便干结，小便短少，舌红少苔乏津，脉细数。

4. 胃热炽盛证

胃热炽盛证指火热壅滞于胃，胃失和降，以胃脘灼痛、消谷善饥等为主要表现的实热证候。又名胃(实)热(火)证。表现为胃脘灼痛，拒按，渴喜冷饮；或消谷善饥，或口臭，牙龈肿痛溃烂，齿衄，小便短黄，大便秘结，舌红苔黄，脉滑数。

5. 寒饮停胃证

寒饮停胃证指寒饮停积于胃，胃失和降，以脘腹痞胀、胃中有振水声、呕吐清水等为主要表现的证候。表现为脘腹痞胀，胃中有振水声，呕吐清水痰涎，口淡不渴，眩晕，舌苔白滑，脉沉弦。

6. 寒滞胃肠证

寒滞胃肠证指寒邪侵袭胃肠，阻滞气机，以胃脘、腹部冷痛，痛势急剧等为主要表现的实寒证候。又名中焦实寒证。表现为胃脘、腹部冷痛，痛势暴急，遇寒加剧，得温则减，恶心呕吐，吐后痛缓，口淡不渴；或口泛清水，腹泻清稀；或腹胀便秘，面白或青，恶寒肢冷，舌苔白润，脉弦紧或沉紧。

7. 食滞胃肠证

食滞胃肠证指饮食停积胃肠，以脘腹痞胀疼痛、呕泻酸馊腐臭等为主要表现的证候。表现为脘腹胀满疼痛、拒按、厌食、嗳腐吞酸，呕吐酸馊食物，吐后胀痛得减，或腹痛，肠鸣，矢气臭如败卵，泻下不爽，大便酸腐臭秽，舌苔厚腻，脉滑或沉实。

8. 胃肠气滞证

胃肠气滞证指胃肠气机阻滞，以脘腹胀痛走窜、嗳气、肠鸣、矢气等为主要表现的证候。表现为胃脘、腹部胀满疼痛，走窜不定，痛而欲吐或欲泻，泻而不爽，嗳气，肠鸣，矢气，得嗳气、矢气后痛胀可缓解；或无肠鸣，矢气则胀痛加剧；或大便秘结，苔厚，脉弦。

9. 虫积肠道证

虫积肠道证指蛔虫等寄生肠道，耗吸营养，阻滞气机，以腹痛、面黄体瘦、大便排虫等为主要表现的证候。表现为胃脘嘈杂，时作腹痛；或嗜食异物，大便排虫；或突发腹痛，按之有条索状物，甚至剧痛，呕吐蛔虫，面黄体瘦，睡中啮齿，鼻痒；或面部出现白色斑，唇内有粟粒样白点，白睛见蓝斑。

10. 肠热腑实证

肠热腑实证指里热炽盛，腑气不通，以发热、大便秘结、腹满硬痛为主要表现的实热证候。又名大肠热结证、大肠实热证。六经辨证中称为阳明腑证，卫气营血辨证中属气分证，三焦辨证中属中焦证。表现为高热，或日晡潮热，汗多，口渴，脐腹胀满硬痛，拒按，大便秘结；或热结旁流，大便恶臭，小便短黄，甚则神昏谵语、狂乱，舌质红，苔黄厚而燥，或焦黑起刺，脉沉数（或迟）有力。

11. 肠燥津亏证

肠燥津亏证指津液亏损，肠失濡润，传导失职，以大便燥结、排便困难及津亏症状为主要表现的证候。又名大肠津亏证。表现为大便干燥如羊屎，艰涩难下，数日一行，腹胀作痛，或可于左少腹触及包块，口干，或口臭，或头晕，舌红少津，苔黄燥，脉细涩。

12. 肠道湿热证

肠道湿热证指湿热内蕴，阻滞肠道，以腹痛、暴泻如水、下痢脓血、大便黄稠秽臭及湿热症状为主要表现的证候。又名大肠湿热证。表现为身热口渴，腹痛腹胀，下痢脓血，里急后重；或暴泻如水；或腹泻不爽，粪质黄稠秽臭，肛门灼热，小便短黄，舌质红，苔黄腻，脉滑数。

13. 膀胱湿热证

膀胱湿热证指湿热侵袭，蕴结膀胱，以小便频急、灼涩疼痛及湿热症状为主要表现的证候。表现为小便频数、急迫、短黄，排尿灼热、涩痛；或小便浑浊、尿血、有砂石；

或腰部、小腹胀痛，发热，口渴，舌红，苔黄腻，脉滑数或濡数。

14. 胆郁痰扰证

胆郁痰扰证指痰浊或痰热内扰，胆郁失宣，以胆怯、惊悸、烦躁、失眠、眩晕、呕恶等为主要表现的证候。表现为胆怯易惊，惊悸不宁，失眠多梦，烦躁不安，胸胁闷胀，善太息，头晕目眩，口苦，呕恶，吐痰涎，舌淡红或红，苔白腻或黄滑，脉弦缓或弦数。

（七）辨脏腑兼病证候

1. 心肾不交证

心肾不交证指心与肾的阴液亏虚，阳气偏亢，以心烦，失眠，梦遗，耳鸣，腰酸等为主要表现的虚热证候。又名心肾阴虚阳亢火（旺）证。表现为心烦失眠，惊悸健忘，头晕，耳鸣，腰膝酸软，梦遗，口咽干燥，五心烦热，潮热盗汗，便结尿黄，舌红少苔，脉细数。

2. 心肾阳虚证

心肾阳虚证指心与肾的阳气虚衰，失于温煦，以心悸、水肿等为主要表现的虚寒证候。又名心肾虚寒证，水肿明显者，可称水气凌心证。表现为畏寒肢冷，心悸怔忡，胸闷气喘，肢体浮肿，小便不利，神疲乏力，腰膝酸冷，唇甲青紫，舌淡紫，苔白滑，脉弱。

3. 心肺气虚证

心肺气虚证指心肺两脏气虚，以咳喘、心悸、胸闷等为主要表现的虚弱证候。表现为胸闷，咳嗽，气短而喘，心悸，动则尤甚，吐痰清稀，神疲乏力，声低懒言，自汗，面色淡白，舌淡苔白，或唇舌淡紫，脉弱或结或代。

4. 心脾气血虚证

心脾气血虚证指脾气亏虚，心血不足，以心悸、神疲、头晕、食少、腹胀、便溏等为主要表现的虚弱证候。简称心脾两虚证。表现为心悸怔忡，头晕，多梦，健忘，食欲不振，腹胀，便溏，神疲乏力；或见皮下紫斑，女子月经量少色淡、淋漓不尽，面色萎黄，舌淡嫩，脉弱。

5. 心肝血虚证

心肝血虚证指血液亏少，心肝失养，以心悸、多梦、眩晕、肢麻、经少与血虚症状为主要表现的证候。表现为心悸心慌，多梦健忘，头晕目眩，视物模糊，肢体麻木、震颤，女子月经量少色淡，甚则经闭，面白无华，爪甲不荣，舌质淡白，脉细。

6. 脾肺气虚证

脾肺气虚证指脾肺两脏气虚，以咳嗽、气喘、咳痰、食少、腹胀、便溏等为主要表现的虚弱证候。又名脾肺两虚证。表现为食欲不振，食少，腹胀，便溏，久咳不止，气短而喘，咳痰清稀，面部虚浮，下肢微肿，声低懒言，神疲乏力，面白无华，舌淡，苔白滑，脉弱。

7. 肺肾气虚证

肺肾气虚证指肺肾气虚，摄纳无权，以久病咳喘、呼多吸少、动则尤甚等为主要表现的虚弱证候，又名肾不纳气证。表现为咳嗽无力，呼多吸少，气短而喘，动则尤甚，吐痰清稀，声低，乏力，自汗，耳鸣，腰膝酸软；或尿随咳出，舌淡紫，脉弱。

8. 肺肾阴虚证

肺肾阴虚证指肺肾阴液亏虚，虚热内扰，以干咳、少痰、腰酸、遗精等为主要表现的虚热证候。表现为咳嗽痰少；或痰中带血；或声音嘶哑，腰膝酸软，形体消瘦，口燥咽干，骨蒸潮热，盗汗，颧红，男子遗精，女子经少，舌红，少苔，脉细数。

9. 肝火犯肺证

肝火犯肺证指肝火炽盛，上逆犯肺，肺失肃降，以胸胁灼痛、急躁、咳嗽痰黄或咳血等为主要表现的实热证候。表现为胸胁灼痛，急躁易怒，头胀头晕，面红目赤，口苦口干，咳嗽阵作，痰黄稠黏，甚则咯血，舌红，苔薄黄，脉弦数。

10. 肝胆湿热证

肝胆湿热证指湿热内蕴，肝胆疏泄失常，以身目发黄、胁肋胀痛等湿热症状为主要表现的证候。以阴痒、带下黄臭等为主要表现者，称为肝经湿热（下注）证。表现为身目发黄，胁肋胀痛，或胁下有痞块，纳呆，厌油腻，泛恶欲呕，腹胀，大便不调，小便短赤，发热或寒热往来，口苦口干，舌红，苔黄腻，脉弦滑数；或为阴部潮湿，瘙痒，湿疹，阴器肿痛，带下黄稠臭秽等。

11. 肝胃不和证

肝胃不和证指肝气郁结，胃失和降，以脘胁胀痛、嗳气、吞酸、情绪抑郁等为主要表现的证候，又名肝气犯胃证、肝胃气滞证。表现为胃脘、胁肋胀满疼痛，走窜不定，嗳气，吞酸嘈杂，呃逆，不思饮食，情绪抑郁，善太息，或烦躁易怒，舌淡红，苔薄黄，脉弦。

12. 肝郁脾虚证

肝郁脾虚证指肝失疏泄，脾失健运，以胁胀作痛、情志抑郁、腹胀、便溏等为主要表现的证候，又称肝脾不调证。表现为胸胁胀满窜痛，善太息，情志抑郁；或急躁易怒，食少，腹胀，肠鸣矢气，便溏不爽；或腹痛欲便、泻后痛减；或大便溏结不调，舌苔白，脉弦或缓。

13. 肝肾阴虚证

肝肾阴虚证指肝肾阴液亏虚，虚热内扰，以腰酸胁痛、眩晕、耳鸣、遗精等为主要表现的虚热证候。又名肝肾虚火证。表现为头晕目眩，耳鸣，健忘，胁痛，腰膝酸软，口燥咽干，失眠多梦，低热或五心烦热，颧红，男子遗精，女子月经量少，舌红，少苔，脉细数。

14. 脾肾阳虚证

脾肾阳虚证指脾肾阳气亏虚，虚寒内生，以久泻久痢、水肿、腰腹冷痛等为主要表现的虚寒证候。表现为腰膝、下腹冷痛，畏冷肢凉，久泄久痢；或五更泄泻，完谷不化，便质清冷；或全身水肿，小便不利，面色白，舌淡胖，苔白滑，脉沉迟无力。

【日常练习】

1. 心气虚、心阳虚的临床表现是什么？

2. 什么是肝血虚证？

六经辨证

六经辨证，是东汉张仲景在《伤寒论》中提出的一种辨证方法。张仲景将外感病发展过程中表现出的症状归纳为三阳病（太阳病、阳明病、少阳病）、三阴病（太阴病、少阴病、厥阴病）六种类型，并以此进行辨证，不仅阐述了外感病各个阶段的病变特点，还说明了有关病证的转变关系。

（一）太阳病辨证

1. 太阳经证

太阳经证，指太阳经受外邪侵袭，邪在肌表，经气不利而出现的临床证候。可分为太阳中风证和太阳伤寒证。

（1）太阳中风证是风邪袭于肌表，卫气不固，营内失调所致的证候。由于此证具有出汗、脉浮缓的特征，又称表虚证。临床表现为发热、汗出、恶风、头项疼痛、舌苔薄白、脉浮缓，有时可见鼻鸣干呕。

（2）太阳伤寒证是寒邪袭表，卫阳被束，营阴郁滞表现出来的证候。因其具有无汗的特征，又称表实证。临床表现为发热、恶寒、无汗、气喘、头项强痛、周身疼痛、舌苔薄白、脉浮紧。

2. 太阳腑证

太阳腑证，指太阳经邪不解，内传入腑所表现出的临床证候。

（1）太阳蓄水证是太阳之邪随经入腑，膀胱气化失司，水道不能而致蓄水表现出来的证候。临床表现为发热恶风、小便不利、小腹胀满、心烦、口渴、饮水即吐、舌苔薄白、脉浮或浮数。

（2）太阳蓄血证是太阳经邪不解，入里化热，邪热与瘀血结于膀胱少腹部位表现出来的证候。临床表现为少腹急结、硬满疼痛、如狂或发狂、小便自利、大便色黑，妇女可见经水不调、痛经或经闭、舌红或有瘀斑、瘀点、脉沉涩或沉结。

（二）阳明病辨证

阳明病证，是太阳病未愈，病邪逐渐亢盛入里，内传阳明所致的证候。阳明包括手阳明大肠、足阳明胃。

1. 阳明经证

阳明经证，又称阳明热证，是病邪充斥阳明之经，肠中并无燥屎内结表现出来的证候。临床表现为面赤、大热、汗出如浆、渴饮、心烦、脉洪大；或见手足厥冷、气喘、谵语、舌苔黄腻。主要特征为大热、大汗、脉洪大。

2. 阳明腑证

阳明腑证，又称阳明腑实证，是由阳明经证发展而来，指阳明经邪热不解，与肠中糟粕互结，阻塞肠道表现出来的证候。临床表现为日哺潮热、手足濈然汗出、腹硬满痛拒按、大便秘结；或腹中转失气、甚者谵语、狂乱、失眠、舌苔厚黄干燥、甚至焦黑燥裂、脉沉迟而实或滑数。

（三）少阳病辨证

少阳病证，是邪犯少阳，邪正交争于半表半里，枢机不利表现出来的证候。少阳包括手少阳三焦、足少阳胆。临床表现为往来寒热、胸胁苦满、食欲减退、心烦、恶心作呕、口苦咽干、目眩、苔薄白、脉弦。

（四）太阴病辨证

太阴病证，是邪犯太阴，损伤脾阳，出现脾虚寒湿内盛的证候。太阴包括手太阴肺、足太阴脾。临床表现为腹满呕吐、食不下、口不渴、腹痛阵发、腹泻便溏、舌苔白腻、脉沉缓而弱。

（五）少阴病辨证

少阴病证，是邪入少阴，少阴心肾阳虚，虚寒内盛表现出的全身虚弱性证候。少阴包括手少阴心、足少阴肾。

1. 少阴寒化证

少阴寒化证是阳气不足，病邪入里，阴寒内盛，阳气衰弱而表现出来的全身性虚寒证。临床表现为恶寒倦卧、四肢厥冷、精神萎靡、嗜睡、下利清谷、呕不能食或食入即吐、小便清长、舌淡苔白，或脉微欲绝、反不恶寒、甚至面赤。

2. 少阴热化证

少阴热化证是邪入少阴，从阳化热导致阴虚阳亢的证候。临床表现为心烦难以入睡、口干咽燥、小便短赤、舌红少苔，或舌尖红赤、脉细数。

（六）厥阴病辨证

厥阴病证是病邪侵入厥阴，机体阴阳调节功能发生紊乱所表现出的证候。厥阴病证为六经病证的最后阶段，多由其他经病传变而来，临床变化非常复杂，病情发展趋于极期，或为寒极，或为热极。

1. 寒热错杂证

寒热错杂证是病邪侵入厥阴，寒热交错，呈现上热下寒的证候。临床表现为消渴、气上冲心、心中疼热、饥而不欲食、强食则吐，甚则吐蛔。

2. 厥阴寒化证

厥阴寒化证是厥阴病阴阳对峙，阴胜而寒化导致的证候。临床表现为手足厥冷、畏寒、干呕不止、头痛难忍、舌淡苔白、脉细欲绝。

3. 厥阴热化证

厥阴热化证是厥阴病阴阳对峙，阳胜而热化导致的证候。临床表现为腹痛不止、里急后重、肛门有灼热感、身热口渴、舌红苔黄、脉滑数有力。

【日常练习】

1. 六经辨证的常见病证有哪些？
2. 什么是阳明病证？

卫气营血辨证

卫气营血辨证，是运用于外感温热病的一种辨证方法，代表着病证浅、深、轻、重的四个不同阶段，即卫分证候、气分证候、营分证候、血分证候。

（一）卫分证候

卫分证候，是温热病邪侵袭人体，导致卫气功能失常的证候。卫分主皮毛，是最浅表的一层。卫分证候多见于外感温热病的初期。

1. 热在肺卫

热在肺卫是风温初起，邪袭肺卫引起的证候。临床表现为发热、微恶风寒、头痛、无汗或少汗、咳嗽、咽干痛、鼻塞流浊涕、口微渴、舌边尖红、苔薄白或微黄、脉浮数。

2. 湿遏卫气

湿遏卫气是湿热病邪初犯人体，遏阻卫阳引起的证候。临床表现为恶寒、少汗、身热不扬、午后更甚、头重如裹、肢体困重、胸脘痞闷、口黏不渴、舌苔白腻、脉濡缓。

3. 燥犯肺卫

燥犯肺卫是燥邪初起，侵犯肺卫引起的证候。临床表现为头痛、风寒、少汗、口渴、皮肤及口鼻干燥、咽喉干疼、干咳少痰、舌红而干、苔薄白而干、脉浮数。

（二）气分证候

气分证候，是温热病邪侵入脏腑，正盛邪实，阳热亢盛的里热证。气分主肌肉，较皮毛深入一层。气分证候的出现要晚于卫分证候。

1. 热邪壅肺

热邪壅肺是热邪内壅于肺表现出来的证候。临床表现为咳喘气粗、胸痛、咯吐黄稠痰、壮热、口渴、烦躁不安、大便不结、小便短赤、舌红苔黄、脉滑数，严重者鼻翼煽动、衄血咯血。

2. 热扰胸膈

热扰胸膈是邪热在胸膈气分，郁而不宣表现出来的证候。临床表现为身热口渴、烦躁不安、汗出、舌红苔黄、脉数。

3. 阳明热盛

阳明热盛是阳明里热亢盛表现出来的证候。临床表现为壮热、恶热、汗出如浆、喜冷饮、舌质红、苔黄燥、脉洪大。

4. 阳明热结

阳明热结是阳明热炽与肠中积滞结合引起的证候。临床表现为日晡潮热、腹胀硬痛拒按、烦躁、谵语、肛门灼热、苔黄燥，甚则灰黑而燥、脉沉实有力。

5. 肺热移肠

肺热移肠是肺胃邪热下移大肠表现出来的证候。临床表现为身热、咳嗽不止、腹部硬痛、舌苔黄、脉数。

6. 湿温气分

湿温气分是湿热之邪壅于气分引起的证候。临床表现为身热不扬、汗出而热不解、胸闷、腹胀、呕吐、身重肢倦、口不渴，或口渴不欲饮、舌苔白腻、脉濡缓。

7. 热郁胆腑

热郁胆腑是湿热之邪直犯少阳所致。临床表现为寒热往来如患疟疾、热多寒少、口渴、心中烦乱、胸闷呕恶、口苦胁痛、脘痞、小便黄赤，甚则混浊、苔黄腻、脉弦数。

（三）营分证候

营分证候，是温病时气分证继续发展的证候，由湿热病邪内陷，出现营阴受损，心神破扰所引起。营主里之浅。此类证候可见于感染性疾病的严重阶段。

1. 热陷心包

热陷心包是邪热内陷，逆传心包导致的证候。临床表现为身灼热、肢厥、神志恍惚不清，甚或昏迷、胡言乱语、舌质绛、脉细数。

2. 热灼营阴

热灼营阴是邪热深陷，营阴受损而导致的证候。临床表现为身热夜甚、心中烦躁、时有谵语、口干咽燥、不甚渴、舌质深红、苔薄或无苔、脉细数。

（四）血分证候

血分证候也是温热病发展过程中最为危重的阶段，多见于感染性热病的严重阶段或晚期。

1. 血热妄行

血热妄行是指热入血分，损伤血络而表现出来的证候。临床表现：于营分证候的基础上，更见烦热躁扰、昏狂、谵妄、斑疹透露、吐衄、便血、尿血、舌质红绛或紫、脉细数。

2. 血热伤阴

血热伤阴是指血分热盛，阴液耗伤引起的证候。临床表现为身热不甚、久留不退、暮热朝凉、五心烦热、口干咽燥、神倦耳聋、心烦难寐、舌质干绛、脉虚细数。

【日常练习】

1. 卫气营血辨证的四个阶段是什么？

2. 什么是营分证候？

三焦辨证

三焦辨证，是清代吴鞠通在《温病条辨》中，对外感温热病进行辨证归纳的一种方法。

三焦辨证是依据《黄帝内经》关于三焦所属部位的概念，在《伤寒论》六经辨证及叶天士卫气营血辨证的基础上，将外感温热病的证候归纳为上焦病证、中焦病证、下焦病证，用以阐明三焦所属脏腑在温热病发展过程中不同阶段的病理变化、证候表现及其传变规律。

上焦病证主要包括手太阴肺和手厥阴心包的病变，其中手太阴肺的证候多为温病的初起阶段；中焦病证主要包括手阳明大肠、足阳明胃和足太阴脾的病变，脾胃同属中焦，阳明主燥，太阴主湿，邪入阳明而从燥化，则多呈现里热燥实证。邪入太阴从湿化，多为湿温病证；下焦病证主要包括足少阴肾和足厥阴肝的病变，多为肝肾阴虚之候，属温病的末期阶段。

（一）辨三焦病证

1. 上焦病证

上焦病证指温热之邪侵袭手太阴肺和手厥阴心包，以发热汗出、咳嗽气喘或谵语神昏等为主要表现的证候。表现为发热，微恶风寒，头痛，汗出，口渴，咳嗽，舌边尖红，脉浮数或两寸独大；或见但热不寒，咳嗽，气喘，口渴，苔黄，脉数，甚则高热，大汗，谵语神昏或昏愦不语，舌肢謇厥，舌质红绛。

2. 中焦病证

中焦病证指温热之邪侵袭中焦脾胃，邪从燥化和邪从湿化，以发热口渴、腹满便秘，或身热不扬、呕恶脘痞、便溏等为主要表现的证候。表现为身热面赤，呼吸气粗，腹满，便秘，神昏谵语，渴欲饮冷，口干唇裂，小便短赤，苔黄燥或焦黑起刺，脉沉实有力；或身热不扬，头身重痛，胸脘痞闷，泛恶欲呕，大便不爽或溏泄，舌苔黄腻，脉濡数。

3. 下焦病证

下焦病证指温热之邪犯及下焦，劫夺肝肾之阴，以身热颧红、手足蠕动或瘛疭、舌绛苔少等为主要表现的证候。表现为身热颧红，手足心热，口燥咽干，神倦，耳聋；或见手足蠕动、瘛疭，心中憺憺大动，舌绛苔少，脉细数或虚大。

（二）三焦病证的传变

三焦病证多由上焦手太阴肺经开始，传入中焦，进而传入下焦，此为顺传，标志着病情由浅入深，由轻到重的病理进程。若病邪从肺卫而传入心包者，称为逆传，说明邪热炽盛，病情重笃。故《温病条辨·中焦篇》总结为："温病由口鼻而入，鼻气通于肺，口气通于胃。肺病逆传则为心包。上焦病不治，则传中焦，胃与脾也。中焦病不治，即传下焦，肝与肾也。始上焦，终下焦。"

三焦病证自上而下的传变，是一般的规律。临床有邪犯上焦，经治而愈，并不传变者；亦有上焦病证未罢而又见中焦病证者，或自上焦而径传下焦者；亦有中焦病证未除而又出现下焦病证者，或起病即见下焦病证者；还有两焦病证错综互见和病邪弥漫三焦者。因此，对三焦病势的判断，应根据临床资料，进行全面、综合分析。

【日常练习】

1. 下焦病证包括哪些内容？
2. 什么是三焦病证的传变？

中篇

中医诊断思路及运用

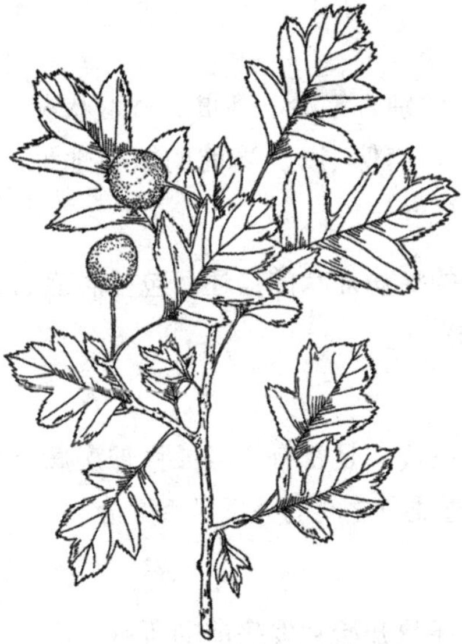

第一章　中医诊断的准备

病情资料

病情资料指医生通过中医四诊法所收集的病情，为辨证辨病做准备，是中医诊断的初级阶段。

（一）病情资料的内容

病情资料包括以下六点内容。

1. 一般资料

一般资料包括姓名、性别、年龄、籍贯、婚姻状况、民族、职业、教育水平、宗教信仰，以及当前的居住地址。

2. 主诉

主诉指病患对其主要的疾病症状的描述，包括病症的起始时间、发病速度及病程。

3. 家族史

家族史指病患父母系三代中是否有神经或精神疾病患者，是否有近亲婚配，家庭成员之间的关系是否融洽。

4. 个人情况

个人情况包括从母亲怀孕开始到发病前的所有生活经历。女性患者需要提供月经和生育情况，男性需说明其抽烟和饮酒情况。

5. 既往史

既往史记录患者是否曾患传染病，是否有过外伤或手术，以及是否有药物过敏史。

6. 现病史

现病史以时间顺序详细描述疾病从起始到发展的全过程，直到入院时的情况，可以从以下两方面进行叙述。

（1）疾病的起因或诱因。如果有精神刺激，应详细描述刺激的性质、强度和持续时间。

（2）病的起始时间、发病速度及早期表现。病程描述应该按照时间顺序，可以逐日、逐月或逐年叙述疾病的发展和演变过程。病症表现的描述应客观真实，注意连贯性，如果病程中断，应详细说明。根据不同的疾病类型，可以详细描述患者的学习、工作、饮食起居及睡眠等一般情况。

对于有复发病史的患者，应详细记录其既往的诊断结果、住院次数及治疗过程（包括使用的药物种类及其疗效），这些信息对医生制定治疗方案具有重要参考价值。

（二）病情资料的收集

病情资料是诊断疾病的关键元素，它提供了识别疾病的必要前提和基础。确保病情资料的有效收集，需要遵循特定的操作原则和收集要求。

1. 操作原则

临床病情表现错综复杂，病情资料涉及方方面面，不参照一定的操作原则，只是漫无边际广采博收，难于满足临床需要。在总结临床实践的基础上，下面提出收集病情资料的三项原则。

（1）诸诊合参。因患者体质各异，致病原因差异显著，病位病机各异，导致疾病表现千差万别。有些疾病通过望诊可见体征明显，有些则通过气味、声音等特殊表现，有些则脉象变化突出，有的非问难明，病情需要从多个角度综合来看。收集病情资料时，必须综合运用望诊、闻诊、问诊和切诊等各种诊断方法，才能全面获取病情资料。不能片面强调或夸大某一诊的作用，弃其他诊法于不用，而贻误诊断。正如先哲所云："上工欲令其全，非备四诊不可。"

（2）态度认真。收集病情资料必须具备责任心，全神贯注，专心致志，持之以恒，耐心细致。需深入了解各种症状和体征，寻找疾病发生的线索，不轻易放弃，力求查找病因根源。应避免急躁鲁莽、粗心大意及不负责任的行为。

（3）缜密收集。从了解主要症状、伴随症状和全身症状开始，逐步推求疾病发生的原因、精神因素、环境因素以及社会多方面因素。同时，要留意疾病表现的时序、层次等阶段性差异，疾病的诊断和治疗经过，以及不同个体的体质特点。防止思维局限、片面，考虑不周。反对从经验主义出发，先入为主。

2. 资料要求

为确保临床辨证的充分准备，对病情资料的收集应该提出较高的标准，力求全面完整、准确客观、条理系统。

（1）全面完整。人体是一个统一完整的有机整体，局部的病变会反映于全身，而全身的病变也会表现于局部。因此，患者的临床症状和体征既有表面的表现，也有深层的内在变化，涉及整个身体的全局状态，同时也包含局部的特异表现。在收集病情资料时，必须以整体思维为出发点，综合审视内外、局部与全身的关联，注重机体内外环境的统一性，多方位、多层次、多角度地进行收集，以确保病情资料的全面完整。若忽视了资料的全面完整，收集过程中出现疏忽遗漏，或将资料简单粗略处理，都可能影响到辨证的结论。例如，对于一名女性患者的咳喘病情，如果只注意收集与咳嗽、气喘相关的症状，而忽略了与月经周期相关的病史，收集资料不全，将导致辨证局限于肺失宣降，忽视了肝气犯肺的病机，从而影响了辨证和治疗的准确性。这充分说明了病情资料全面完整对于辨证治疗的重要性。

（2）准确客观。病情资料是病理变化在外在的表现，由于疾病的轻重缓急、简单复杂及易于明确或存在疑难等不同情况。因此，在临床上，有些症状和体征能够客观地反映疾病的本质，这样的病情资料表达较为直观和清晰，也更为准确客观；而有些症状和体征可能无法直接客观地反映疾病的本质，导致病情资料显得错综复杂和难以捉摸。尤其是对于重症、危重病例及复杂、疑难疾病，其病情资料会受到其他因素的影响，使其反映的病情不够准确、真实和客观，进而影响对疾病的正确诊断。此外，还需要注意到医患双方的主观因素会影响病情资料的收集，进而影响资料的客观正确性。

①患者方面。患者对自身病情的注意和观察存在不足，或由于缺乏医学常识而不能准确、真实地了解病情。有些

患者可能表述能力较弱，或因神志不清、思维混乱而难以准确陈述病情。另外，由于个体特殊原因，肆意夸大或缩小症状，虚构或隐瞒病情，从而不能如实地反映临床症状，影响了病情资料的客观准确性。

②医生方面。医生的知识结构和临床经验水平可能存在差异，导致对某些临床症状、体征的概念或含义认识不够准确。有些医生可能因主观因素或经验主义而出现错误判断，只关注某一方面，未能全面、动态地观察病情，或者可能因着急追查病因，只注重某一方面而忽略其他，从而未能客观地反映病情。此外，医生若接触患者时间较短，会影响对患者的深入细致观察和了解，进而收集的资料可能不够真实可靠。

为此，在从事病情资料的收集过程中，首先，应对病情的难易作充分的估计，及时发现虚假病情。其次，应启发患者与医生密切合作，详细尽述病情。如同《苏沈良方·脉说》所云："有疾而求疗，必先尽告以所患……吾求疾愈而已，岂已困医为事哉！"再次，医生应努力提高业务水平，端正态度，实事求是，对病情资料进行动态观察，深入调查，反复推敲，鉴别比较，以辨其真假，力求做到病情资料的客观、准确、真实。

（3）条理系统。患者在陈述病情时通常会罗列各种症状，但往往缺乏条理，显得杂乱无章。同样地，病情资料的收集也可能混杂多种信息，缺乏明确的目标，难以区分主次。这种混乱的病情资料不仅不能为辨证提供充分、清晰的依据，还可能混淆黑白、颠倒本末，或者遗漏重要线索，导致诊断错误。因此，在病情资料的收集过程中，必须从不同的角度、不同的层次出发，有重点地进行调查。例如，在了解个人生活史时，不必同时涉及既往史和家族史；在询问寒热病性时，暂不必涉及表里和虚实等内容；调查心系病证时，可以暂不涉及其他脏腑等。最好在进行某一类病情调查时，按照一定的步骤或程序。比如望舌象时，先观察舌质，再依次观察舌神、舌色、舌形、舌态；然后再观察舌苔，注意苔色、苔质等，这样有条理地进行观察，结果也更为准确。一份条理分明、逻辑系统性强的病情资料将为分析、归纳和判断病证带来极大方便。

【日常练习】

1. 病情资料的内容是什么？

2. 病情资料的收集要求有哪些？

病情资料的处理

由于病情资料为识别病症的原始依据，所以为了诊断结果的准确性，对病情资料作以下五方面的综合处理。

（一）判断完整性与系统性

患者的临床症状和体征是多种多样的，而病情资料则是诊断的重要证据，资料越充分，诊断结论也就越容易得出。因此，病情资料应力求完整而系统。

资料的完整性意味着收集病情资料时要尽可能全面、综合。忽视病情资料的完整性，如果有遗漏或过于简略，往往会导致漏诊或误诊。因此，在收集临床资料时，必须遵循整体审查、四诊合参的原则，不能仅凭一个症状或体征就匆忙做出诊断，也不应片面强调或夸大某种诊法的作用。医生要充分发挥主导作用，将各种诊断方法综合运用，对患者进行全面而系统的调查，不仅要观察局部，还要观察全身，同时还需深入挖掘疾病背后的社会、心理因素，全面考虑形体和精神、机体和环境的统一。在某些疾病和证候的诊断中，除了运用一般的诊察方法外，还需要结合实验室检查或专科检查，才能得出明确的诊断。

资料的系统性意味着病情资料需要条理化。由于患者的陈述、病情的发展变化、症状的轻重缓急、体征的有无等，常常是零乱无序的，缺乏重点，缺乏连贯性和关联性。因此，对病情资料需要有一个归纳整理的过程，使其条理清晰、主次分明。忽视病情资料的系统性，如果杂乱无章、主次不明，往往难以得出准确结论。因此，对病情资料进行系统性整理对正确诊断是非常重要的。

（二）评价准确性与客观性

病情资料的准确性和客观性对正确诊断至关重要。患者的临床表现通常是复杂多样的，如果某些病情资料不够准确和客观，就会影响诊断结果。这种准确性和客观性主要涉及医患双方的主观因素和客观因素两个方面。

主观因素源自医患双方，医生在临床实践中应避免产生主观性和片面性的偏见，不应基于先入之见或主观臆测的方法进行问诊。例如，在询问病情时，医生不应仅凭自身怀疑的诊断需要或限定性的问题来询问患者，否则将影响病情资料的完整性和客观性。

对于患者方面的主观因素，指患者是否如实、准确地反映其病情。患者由于年龄、文化程度、表达能力、心理因素及神志状态等因素的影响，陈述病情的准确程度可能有很大差异。当患者的表达不够准确、不全或不清晰，甚至存在隐瞒或夸大病情的情况时，医生应及时察觉并引导患者加以补充，以保证病情资料的准确可靠。

客观因素主要指疾病本身的特点。患者的临床表现有时虽然显露但难以客观确认，有时症状隐藏在内部难以凭感官觉察，有时真实的病情可能被假象所掩盖。因此，一方面，医生需要准确运用各种诊断方法，善于抓住病情的主次，透过表面现象看清本质，不被虚假表象所迷惑；另一方面，医生应运用相关的检查手段，以确保病情资料的可靠性。常规的体格检查，特别是与病证直接相关的部位或器官的检查，对于辨证和诊病具有重要意义。此外，根据具体情况，必要时应进行实验室检查，如心电图检查、X射线检查、超声检查、生物化学检查、病理学检查、临床细胞学检查、内镜检查、骨髓检查、免疫学检查等，这些现代检测手段所获得的临床资料可为中医诊断提供参考，尤其是对明确疾病诊断的情况具有特殊意义。

（三）分析一致性程度

在大多数情况下，病情资料中所显示的症状、体征等多种表现，其所反映的病理本质即主要的病证，往往是一致的，可以用统一的病机进行解释，如“脉症相应”“舌脉相应”“症舌相符”等。例如，患者表现出畏寒、大便稀溏、小便清长、面色淡白、舌体淡胖、舌苔白润、脉搏沉迟无力等症状，都主要指向阳气亏虚的虚寒证；同样，如果患者表现出发热、口渴、大便秘结、小便短黄、面色赤、舌体红、舌苔黄、脉搏数等，都反映了实热证的病情本质。这些病情资料单一、明显、临床意义一致的情况，说明了疾病的本质相对简单，因此有“脉症相应为顺，舌脉相符为吉”等说法。在医生诊断时，对于这种本质相对简单的情况，通常是比较容易理解的。

然而，病情资料在其他情况下可能出现不一致，其临床意义可能不相同，甚至可能出现相互矛盾的情况，如“脉症不相应”“舌脉不符”“症舌相反”等情况，这种情况在临床上也相当常见。例如，在八纲辨证中，提到的寒热真假、虚实真假等情况，如热症深厥深、虚阳浮越、至虚有盛候、大实有营状等，它们的表现可能呈现典型的不一致性。这些情况反映了疾病过程中的特殊规律，也体现了疾病的复杂性。

病情资料之所以不一致，有多方面的原因。一是病情本来就很复杂，有多种病机存在，寒热夹杂、虚实相兼、多病同存等，不同的病情资料反映着不同的病理本质。如患者本有胃阳亏虚，复有湿热之邪从下感染，则可表现出胃脘冷痛，呕吐清涎，纳少腹胀等胃寒证候，又有尿频尿痛，小便短赤，脉滑数等膀胱湿热的表现；二是病情发展的特殊性，因果交替、标本相错，有的症状、体征已经发生了变化，而有的尚停留在原有状态，或舌脉等未引起明显变化等；三是可能受到治疗措施等的影响，如热性病由于大量输液而小便并不短黄，长期使用肾上腺皮质激素可致舌红而胖大，癌症患者经过放疗、化疗后会出现发热、恶心欲呕、脱发等，通过仔细诊察分析，亦可发现其机理所在。

对于病情资料所示病理本质的不一致性，前人虽有所谓“舍症从脉”“舍脉从症”“舍舌从脉”“舍脉从舌”“舍症从舌”“舍舌从症”之类提法，但临床切不可简单地舍弃某些病情资料。因为任何病情资料都有一定的临床意义，均反映着一定的病机，都可能是“真”而并不是“假”，即使是不一致，甚至是矛盾的资料，都有可能反映着不同的病机，关键在于能否用中医学理论去正确分析、认识其中的机理。要说“舍”，只能说是舍弃那些常规的、一般的认识，只能说是医者未能了解其所提示的特殊的临床意义。如有的只知数脉主热，而不知心阳亏虚者亦常见数脉；只知阳虚者小便清长、自汗，而不知阳虚不能气化、蒸腾津液时可见尿少、口渴、无汗；只知舌有裂纹主阴津耗损、舌短主风痰阻络或危重病情，而不知皆有属于先天生理性者。只知其常而不知其变，只知其一而不知其二，自然会对某些特殊现象不可理解而以为是假象。当然，病情资料的不一致，一般反映病情复杂、病机多端、有主有次、有因有果，给诊断带来了困难，这就要求医生应认真询问、检查，全面掌握病情，熟悉中医学理论，并善于分析思考，方可从纷纭复杂的病情中把握病证的本质。

（四）辨别主次

主症是患者所有病情资料中的主要症状或体征，通常由医者从患者的主诉中加以分析确定。所谓主诉，是指患者就诊时最感痛苦或最要求医生解除的症状和（或）体征及其持续时间。确定主症时，需要将重点突出、高度概括、简明扼要。

主症通常是患者的主诉或主诉的一部分，同时也是患者前来就诊的主要原因。每一种病证都有包括主症在内的基本临床表现，这成为辨病辨证的主要依据。因此，在诊断过程中，及早确定主症并围绕它收集资料，能避免仅罗列症状的情况。明确主症之后，才能进行系统条理的分析，突出重点，明确主次。

在对主症进行辨别时，需要特别注意了解其发生的部位、性质、程度、持续时间及缓解或加重因素等细节。以头痛为例，需要明确头痛的具体部位，是连同颈项、两侧、前额还是在巅顶部；同时也要辨明头痛的性质，是刺痛、胀痛、隐痛还是重痛等。在复杂的疾病中，主症可能是单一的，也可能是多个症状的组合。

次症是与主症密切相关的伴随症状，其反映的病机与主症相同；而兼症则是与主症反映的病机不同的伴随症状。次症和兼症在辨证中属于相对次要的病情资料，它们对主症起着辅助、旁证、补充甚至反证等作用。在疾病发展过程中，主、次、兼症可能发生变化，尤其在证候兼夹或转化的情况下更为常见。

例如，某患者，女，35岁。8日前起两胁疼痛，右侧较剧。刻下寒热往来，两目发黄，胁肋疼痛，胸闷恶心，食欲不振，口苦尿赤，大便干结，前额胀痛，右臂酸痛麻木，舌尖边红，苔白腻，中根色黄，脉濡数。

上述病情资料中，主症为胁肋疼痛，右胁较剧，寒热往来；次症为食欲不振，胸闷恶心，两目发黄，口苦尿赤，大便干结，舌尖边红，苔白腻，中根色黄，脉濡数；兼症为前额胀，右臂酸痛麻木。诊断病名为胁痛，证名为肝胆湿热证。

在确定主症时，不同系统的疾病有不同的重点，如肺系疾病以咳嗽、喘息、痰为主要症状，心系疾病以心悸、心痛、失眠为主要症状等。同时，根据病情的轻重缓急，一般将急性病情、较重症状视为主症，而缓慢、较轻的症状作为次症。

（五）分析属性

1. 病情资料属性的分类

对病情资料属性的划分，是根据它们在辨病、辨证中的意义和性质而确定的。一般可划分为必要性资料、特征（异）性资料、偶见性资料、一般性资料和否定性资料。

（1）必要性资料。指这种资料对某些疾病或证候的诊断是必然要见到的资料，缺少了就不能诊断为这种病或证。

必要性资料通常是病、证中的主要表现，诊断某种病或证候必然伴随着这些症状，但仅凭这些症状并不足以确定为某种病或证。例如，咳嗽是肺咳病的主要症状，是诊断肺咳病所必需的资料，但仅有咳嗽并不能确定为肺咳病，因为咳嗽还可能出现在支气管哮喘、肺结核等肺系其他多种疾病中。又如热扰胸膈证必然伴有烦躁症状，如果没有烦躁，就不能诊断为该证，但并不意味着所有烦躁症状都是热扰胸膈证。

因此，必要性资料并不是排他性资料，即某种症状对某种病或证的诊断是必须具备的，但不能仅凭此症状就断定为特定的病或证。诊断应该综合考虑患者的全部临床表现和辅助检查结果。

（2）特征（异）性资料。指对病或证的确诊具有特征性意义的资料。这种病情资料仅见于该种病或证，而不见于其他的病或证。因此，一般只要出现这种资料，即可诊断为该种病或证。但应注意该种病或证却不一定都见到这种症状。

如大便排出蛔虫，只见于蛔虫病，而不见于其他疾病，故只要见到便蛔，便可诊断为蛔虫病，但是没有便蛔也不能排除蛔虫病的可能性。梅核气一般认为是痰气郁结所致，但是没有梅核气也不能说患者就不是痰气郁结。又如只要见盗汗，一般认为是阴虚证，但是没有盗汗也不能说就不是阴虚证，因为还可凭五心烦热、舌红少苔、脉细数等而诊断为阴虚证。

特征性资料还可以包括一些非特异性资料的有机组合，从而对某种病或证的诊断具有特异性。如阳明经证的“四大症”，包括大热、大汗出、大烦渴、脉洪大症状，每一项症状本身对阳明经证并无特异性，但当这些症状组合在一起时，对阳明经证的诊断具有特异性。

（3）偶见性资料。指在该病或该证中出现频率较少，或可出现，或可不出现的资料。偶见性资料的出现随个体差异而定，一般认为其对诊断的价值不大。

如《伤寒论》第 96 条载：“伤寒五六日，中风，往来寒热，胸胁苦满，嘿嘿不欲饮食，心烦喜呕，或胸中烦而不呕，或渴，或腹中痛，或胁下痞硬，或心下悸、小便不利，或不渴、身有微热，或咳者，小柴胡汤主之。”可见诊断少阳病小柴胡汤证的主要病情资料为“往来寒热、胸胁苦满、嘿嘿不欲饮食、心烦喜呕”，而自“或胸中烦而不呕”以下，皆为或然见症，即为偶见性资料。

但偶然性中可能隐藏着必然性，有些偶见性资料可以提示病证的转化等，因而亦不可忽视。胃脘痛患者，若见大便色黑如柏油，则提示有络损出血；老年人经常干咳少痰，偶见痰中带血，则应疑及肺癌的可能。

（4）一般性资料。指某一症状对任何病或证的诊断既非必备性、又非特异性，只具有一般诊断意义的资料。

临床上的症状，许多属于一般性资料，如神疲，头晕，乏力，不欲食，思睡，口不渴，舌色淡红，舌苔薄白，脉弦缓等，可以在很多疾病中出现，甚至多数患者都有可能出现其中一二个，这些表现单独出现时，对任何证或病的诊断意义都不是很大，缺乏特异性。但是，患者不可能只表现一个症状或体征，通过询问或检查，常可发现与之有关的其他阳性或阴性资料，而将一般性资料与其他资料组合在一起的时候，便可显示出其临床意义。如上述症状组合在一起，或者其中某些症状表现突出时，则有可能提示气虚或有湿邪。又如气候干燥或潮湿、隐痛等，并非病证诊断的特征性指标，然而这些资料仍是辨证以及某些疾病诊断的依据，如湿阻、著痹等病，就必有天气潮湿的因素。因而一般性资料也是具有临床意义的，不能轻视。

（5）否定性资料。指某些症状或某些阴性资料，对于某些病或证的诊断具有否定性意义，即某一病或证在任何情况下都不可能出现的资料。若能掌握相关病证的否定性资料，则往往能将类似病证加以鉴别而使诊断变得果断迅速。

如不恶寒、无汗、口不渴、不发热、二便调、舌淡红等，似为阴性资料，但在某种情况下可起到鉴别、否定诊断的作用。本恶寒者不恶寒，说明不再是表证；风寒表证而无汗，说明并非太阳中风。又如肝风内动证可由多种病机导致，若患者“动风”时并无发热、舌红、脉数等症状，显然不属于热极生风。育龄期妇女停经，可以由多种原因导致，但若“身有病而无邪脉”，则提示并非月经病，而常是早孕的征象。可见，阴性症状也是病情资料中的重要组成部分。

总之，必要性资料和特征性资料是诊断病或证的主要依据；偶见性资料提示诊断的可能性，但难以确定诊断；一般性资料具有综合定性的意义；否定性资料则能为鉴别诊断提供依据。因此，在病情资料中，不仅要有揭示病或证的阳性症状或体征，而且要有鉴别病或证的阴性症状或体征。

2. 病情资料属性的变化

病情资料的属性并非固定不变，而是随着疾病的不同阶段而变化。以肺痈病为例，溃脓期症状见咳吐大量脓血腥臭痰，属于必要性资料；但在肺痈病的初期和成痈期，这些症状反而成为否定性资料。同样的，消瘦是许多病证的常见表现，通常属于非特异性资料；然而，若患者身体急剧消瘦，却无其他明显原因，此时消瘦已经具有特征性，应考虑恶性肿瘤的可能性。这时消瘦不再属于非特异性资料。如《伤寒论》第120条载：“太阳病，当恶寒发热，今汗自出，反不恶寒发热，关上脉细者……此为小逆。”恶寒发热为太阳病表证的必要性资料，现在患者不恶寒，亦不发热，为否定性资料，说明太阳病表证已去，病情发生了质的变化。

【日常练习】

1. 病情资料的处理内容有哪些？

2. 病情资料属性的分类有哪些？

第二章　中医诊断思路

证候诊断思路

辨证是在中医理论和辨证纲领的指导下，通过正确的思维方式，对从四诊得到的病情信息进行鉴别、分析、合并和推理，最终确定证候的名称。因此，研究证候诊断的思维规律和标准，采用正确的方法和步骤进行辨证，是提升临床证候诊断技术的关键途径。

（一）辨证的思维法则

1. 以主证为中心进行辨证

在诊法阶段，以主症为核心进行临床资料的收集，有助于使诊法思路清晰有条理，使病情资料突出重点，主次分明。到了诊断阶段，仍然应该着重抓住主症，因为通过主症的辨析，往往可以确定病变的位置，提示诊断的大致方向。

如咳嗽为主者，病位不离乎肺；小便余沥不尽，病多责之于肾；心悸为主者，病位在心；呕吐为主者，病位在胃等。又如患者新起咳嗽、痰稀色白、恶寒发热、头身疼痛、无汗、苔薄白、脉浮紧等，若主症是恶寒发热、头身疼痛时，应是风寒袭表证（太阳伤寒证）。主症若是咳嗽、咳痰时，则辨为风寒犯肺证。

虽然有时主症并不能直接提示病位，但对明确病性仍然具有重要意义。例如，水肿虽然可能由多种脏器，如肺、脾、肾等引起，但水肿本身提示体内有水液内停的问题；盗汗常表明阴虚内热的状况；壮热提示邪热亢盛；胀痛暗示气滞等；便秘则可以证明腑气不通等问题。

有些主症还可以同时提示病位和病性这两种病理意义。如患者厌食油腻为主，通常提示有肝胆湿热的可能；若多食易饥，常与胃热相关；若患者出现小便涩痛短赤，可能与膀胱湿热有关。

2. 先考虑常见证和多发证

在临床实践中，常见证和多发证的出现频率较高，因此在辨证时应优先考虑这些常见和多见的证候。这种直接的思维方式能够简化辨证过程，减少非必要的环节。然而，对于疑难杂证、危急重证等情况，应考虑少见和罕见证候。例如，对长期按照常见证候治疗却无效的患者，应考虑罕见证候的可能性。本书中列出的各种辨证方法，如脾气虚证、血虚证、太阳中风证、卫分证等，都属于常见和多发证候。

新的病种不断出现，而现行图书中所列常见证有限，加之临床病情复杂，多不典型，因而图书所列证候往往与临床所见不能“对号入座”。这就要求医生能根据临床实际，灵活而简明地概括出具体证名，而不能受图书所列证候的拘泥。当然，对于非常见、非典型证候的命名，也应力求规范，而不应滥造。

3. 在辨证中不断完善

临床辨证，有一个由表及里、从现象到本质、从感性到理性的认识过程。因此，诊断初期或首次认定的证名诊断，其正确与否还有待验证，需要在诊疗过程中不断予以修正和完善。之所以如此，从主观看，医生的学识有限，对疾病的认识必须经历一个不断加深的过程；从客观看，疾病的暴露也有一个由少到多、由片面到全面的过程，而且患者的病情总是处于不断变化之中。例如，一位咳嗽患者，初起由外邪犯肺所致，病变以肺为中心，病机为外邪壅肺，肺气不利；若病久不愈、反复发作或治疗失误，病变渐累及心、肾等脏腑，病机亦可由实转虚或虚实夹杂。

由于病情变化，特别是主症变化，要求证名诊断也应随之而变化，故辨证是一个动态过程，需要不断予以修正和完善。

4. 辨证的逻辑思维方法

对于每个医生来说，甚至同一医生对于每个疾病来说，其诊断时的思维过程与方法，都不会完全相同。因此，对如何进行“辨证”“诊病”，不可能作出统一的规定。

临床常用的诊断思维方法，可概括为类比法、归纳法、演绎法、反证法。

（1）类比法。是一种通过已知和未知之间的对比来明确诊断的思维方法。在临床实践中，医生可以将患者的临床表现与已知的某种常见疾病或证候进行比较，如果二者的主要特征相似，那么就可以确定该病或证候的诊断。这种方法借助已知的病例或证候作为参照，帮助医生对未知的病情进行推断和判断，从而达到准确诊断的目的。

如患者表现为发热、恶风、汗出、脉浮缓，这与《伤寒论》中“太阳病，发热汗出，恶风，脉缓者，名为中风”之说相符，因而便可诊断为太阳中风证。如患者因精神刺激后出现烦躁多言，不知饥，不欲眠，呼号歌唱，裸体奔走，打人毁物等表现，这与“弃衣而走，登高而歌，或至不食数日，逾垣上屋”（《素问·阳明脉解》）、“少卧不饥……善骂詈，日夜不休……”与《灵枢癫狂》的狂病极其吻合，因而可诊断为狂病。

在临床实践中，当遇到头晕目眩、头摇、肢体颤抖等症状时，常常采用类比法将这些症状与动风相类比，从而进行初步诊断。同样地，当出现颜面或四肢局部新起的肿痛灼热，形态小而深，坚硬如钉，常常类比为疔病。

类比法是一种直接对应的思维方式，具有迅速、简捷的特点。它不需要进行更大范围内的推理和思考。当病情较为简单，表现又十分典型时，采用类比法进行诊断的准确性较高。然而，要熟练运用类比法，首先需要掌握各种常见病和证的临床表现及诊断要点，这是采用类比法的前提条件。

（2）归纳法。是一种通过对复杂病情进行分类归纳分析，以达到明确诊断的思维方法。在归纳法中，将患者表现的各种证候按照辨证要素进行分类，或者根据病类进行区分，以此将症状有机结合，从而深入认识病变的本质。

当病情表现复杂或病情资料较为繁多时，若仅按照记录的前后顺序逐个症状地分析其临床意义，很容易导致杂乱无章，感到无所适从，或者遗漏重要信息，无法把握要领，甚至得出错误的结论。在这种情况下，归纳法是最常用的简便方法。

患者下肢水肿、尿少、舌胖、苔滑，知有水液内停；病程长、疲乏、畏冷、肢凉、苔白、脉弱等，属于阳虚之征；腹胀、不欲食、大便时溏等，是病位在脾的表现；腰膝酸软、性欲淡漠、余溺不尽等，是肾虚之候；患者以心悸为主诉，并有胸闷、喘不能卧、脉促等症，则是病位在心的表现。这样把各个症状按其可能的本质性因素进行归类，并估计其各自可能性的大小，从而可把似乎孤立的每个症状串连起来，并从中认识当前病变的本质。该病涉及水、阳虚、脾、肾、心等辨证要素，再按中医学理论进行分析判断，可知为脾肾阳虚、水气凌心证。

患者神志昏蒙为主要表现，神识不清前有表情淡漠、嗜睡、头痛、烦躁不安等症，并见呼吸深快、瞳孔缩小等，说明病变已及脑神，属于厥病类疾病；有长期肾病病史，并有尿少或无尿，提示病位在肾；口中有尿臊气，血中尿素氮、肌酐增高、二氧化碳结合力降低，说明有浊毒内积。病情虽然复杂，但若能如此归纳分析，则肾厥的诊断并不困难。

（3）演绎法。指对病情进行由浅入深、由粗到精的层层深入分析，直至明确诊断的思维方法。

患者为新病突起，有感受外邪的病史，可知其一般属外感病范畴；症见发热明显，已不恶寒，并有口渴、舌红、脉数，说明表证已不存在，而是里热证；又表现为咳嗽明显气喘、咳黄黏痰，则知病位在肺，故本证为肺热炽盛证。这就是辨证时由粗到精、层层深入的演绎法。

因外伤所致，局部肿胀压痛明显、活动受限，属于损伤类疾病；损伤部位出现功能障碍，或有畸形，或有异常活动及骨擦音，X射线检查见骨折等，病属骨折类疾病；病变部位主要在前臂远端桡骨，因而可诊断为桡骨骨折。

另外，根据脏腑、气血等的生理基础，而推导其病理变化，以及“久痛入络”“久病及肾”等；或者根据适合于病情最恰当的方剂，再据该方的适应证，而得出证名诊断，即所谓“以方测证”；临床上常用的按病分证，即首先诊出为何病，再从其常见证型中选择最符合患者病情的某证作为诊断，也都可视之为演绎法。

（4）反证法。又称否定法。指通过否定而达到确定诊断的思维方法。对类似病、证，难以从正面进行鉴别时，可从反面寻找不属于某证、某病的依据，起到从反面论证某诊断的作用。

例如，《伤寒论》第61条说：“下之后，复发汗，昼日烦躁不得眠，夜而安静，不呕不渴，无表证，脉沉微，身无大热者，干姜附子汤主之。”六经病变皆有可能出现“烦躁”，究竟是何证呢？张仲景用“无表证”三字，否定其为太阳病证；用“不呕”二字，否定其为少阳病证；用“不渴”二字，否定其为阳明病证，于是其病变可能是在三阴，结合“脉沉微，身无大热”，便可确认其为少阴阳虚证，故用干姜附子汤治疗。

又如，一小儿症见发热、咳嗽、皮肤出现淡红色丘疹，不知属麻疹或是风疹。若初起有泪水汪汪、喷嚏，而耳后、枕后无脊核肿大者，应为麻疹，反之，则为风疹。

5. 辨证的具体要求

辨证是论治的前提，辨证的结论必须准确地揭示疾病现阶段的本质。为此，具体应做到如下四个方面。

（1）掌握辨证要点，鉴别证间差异。指对某一证候的临床表现进行高度概括，提取其重点和特殊性。这些辨证要点在辨识证候和鉴别诊断方面起到提纲挈领、简洁明了的作用，从而有助于提高辨证的准确性。例如，气虚证的辨证要点主要体现在全身功能活动低下的表现，包括气短懒言、声音低弱、神疲乏力等症状。而血虚证的辨证要点则表现为体表肌肤黏膜组织淡白，伴有眩晕和心悸等症状。

需要注意的是，辨证要点不能僵化地应用，它主要适用于典型证候的诊断与鉴别。对于复杂证候，应综合考虑多方面的病机要素，避免因片面而忽略全面。因此，在临床实践中，辨证要点是辨识和鉴别证候的有用工具，但不应过度简化复杂病情的辨证过程。

（2）分清证的主次，注意证间转化。在复合证候等复杂病情中，需要分清其中主次关系并注意证候之间的转化。主要证候是指在复杂证候中占据主导地位、最能反映病理本质，并对病情发展起决定性作用的证候。辨别主要证候仍然以主症为中心，通过辨析主症及其相关症状来确定。

例如，一患者证候比较复杂，先有胁肋胀痛、头晕目胀、情绪不宁等肝郁气滞证表现，继有纳呆、腹满、便溏等脾气虚证表现，且每因情志不舒时而诱发或加重。若按发病先后及病情主次分析，应确定肝气郁结为主要证候，而脾气虚证则为次要证候或兼夹证。

又如，《伤寒论》小青龙汤证，主治风寒客表、水饮内停之恶寒发热、无汗、喘咳、痰多而稀、不得平卧，或身体疼重、头面四肢浮肿，舌苔白滑、脉浮者。该证的主要证候为风寒表实证，次证或兼证为水饮停肺证。

主要证候在疾病过程中并非一成不变，在一定条件下，诸如体质、药物治疗、情志、饮食、调护等因素影响下，可以转化。如一胃脘痛者，病情急性期症见胃脘灼痛、吞酸嘈杂、烦躁易怒、舌红苔薄黄、脉弦等，初诊为肝胃不和证；经过疏肝和胃药物治疗及饮食调护后，患者胃脘灼痛、吞酸嘈杂二症消失，却出现纳食不馨、腹胀便溏、倦怠肢软，脉象由弦转细，此为脾气虚证。此时，主要证候已由实转虚。一般而言，疾病的主症变，则主证也随之相应变化。

（3）详审证间标本，区分先后因果。在辨证过程中，详细审视证候之间的标本关系，区分主次因果，是辨证的重要方面。所谓“本”，指原发病证，即主要矛盾或矛盾的主要方面；所谓“标”，指继发病证，即次要矛盾或矛盾的次要方面。在复杂的病情中，常常存在标本关系，准确区分两个证候之间的因果先后关系，可以识别出标本，从而把握病变的主要矛盾或主要方面，进而根据标本缓急的原则确定治疗方案。如脾肾阳虚证，若因肾阳虚衰不能温养脾阳，至脾肾阳气俱伤，则原发证肾阳虚证为本，继发脾阳虚证为标，治疗的重点应放在温补肾阳。

（4）辨明寒热虚实，识别证候真假。在辨证过程中，典型的证候相对较容易辨认，但不典型的证候，尤其是其中出现矛盾或假象的情况，会增加辨证的难度。常见的情况有寒热、虚实、真假等，即所谓“真寒假热”“真热假寒”“大实有羸状”“至虚有盛候”等。在危急重证中，濒死的患者可能出现假神现象，如“回光返照”。因此，应注意现象与本质的关系，要辨清孰真孰假，不为假象所迷惑。辨真假，首先要注意其出现的时机性，因为假象易出现在“极”的关键之时，如寒极、热极时分别出现似热、似寒的假象，大实、至虚时分别出现羸状、盛候等。其次，应从四诊合参中，找出关键性指征，如古人多以脉象为凭识别虚实真假，诚如张介宾所说：“虚实之要，莫逃乎脉。如脉之真有力、真有神者，方是真实证；似有力、似有神者，便是假实证。”

（二）辨证的具体要求和目标

辨证的目的是寻找疾病发生发展某一阶段的病因、病性、病位等，并确定证名。任何复杂的证，都是由病位、病性等辨证要素的排类组合而构成的。掌握每一辨证基本要素的概念、主要表现，并了解其相互间的一般组合关系，便能抓住辨证的实质，就可对各种疾病进行辨证诊断。

1. 辨病因

辨病因是辨证的重要内容，其目的在于探求病证发生的根本原因。任何病证都可以寻求到其发病的原因，可以通过问诊，直接询问患者发病时的各种因素来了解。例如，湿痹多因久居湿地、淋雨涉水所致；泄泻多因饮食不洁、过食生冷所致；肝气郁结多因情志不畅、肝失疏泄等。

然而，有些病因可能无法直接获取，因此更重要的是通过审证求因，即从对病情资料的分析中来探求病证的根本原因。例如，外感风邪发病，病因是风寒或是风热，只有对临床表现的分析才能认识；如气滞、瘀血、食积、痰饮等病理产物作为继发性病因，也是通过审证而求得的。

2. 辨病位

辨病位是指确定疾病病变现阶段证候所在的位置。在此过程中，可以区分为空间性病位和时间性病位。空间性病位包括表证、里证以及半表半里证，以及病在上、病在下等概念。在空间性病位中，包括心、肺、脾、肝、肾、胃、胆、小肠、大肠、膀胱、三焦，以及胞宫、精室、清窍、咽喉、口唇、齿龈、头、鼻、目、肌肤、筋骨、经脉、经络、胸膈、脑络、脉络等。而时间性病位则涉及卫分、气分、营分、血分，太阳、阳明、少阳、太阴、少阴、厥阴等概念。这些时间性病位的含义会随着病程的阶段变化而有不同的深浅层次意义。常用的定病位方法有以下几点。

（1）表里定位法。是一种在病证横向传变中用于确定疾病位置的方法，通常在外感病证的辨证中应用较多。在六经病证中，太阳病证主要表现在表层，少阳病证则属于半表半里，阳明和三阴病证则主要发生在里层。这种定位方法有助于区分疾病在体内的具体位置，从而进行相应的治疗和调理。

（2）上下定位法。是一种在病证纵向传变中用于确定疾病位置的方法，主要在六淫邪气致病和温病中得到应用。例如，风邪属于上部侵袭，湿邪则主要伤害下部；而在温病中，可将病变划分为上、中、下三焦部位。通过上下定位，可以明确疾病的上下部位，有助于进行针对性的治疗和调理。这种方法在中医诊断中具有重要的指导意义。

（3）气血定位法。是用于辨别病证在气或血方面的一种定位方法，主要适用于杂病的辨证。一般来说，新发病症多在气方面，而慢性病症多涉及血方面；对于温病而言，轻微的病变通常与卫气分相关，而严重的病变则涉及营血层面。通过气血定位，可以判明疾病所在的气血层次，对准确辨证和针对性治疗具有重要意义。

（4）脏腑定位法。是辨别疾病证候在不同脏腑的定位方法，适用于各类疾病。这种定位方法涵盖广泛，主要基于五行学说中的五色、五声、五季、五气、五味、五体、五志、五液等与五脏相对应的理论，以及病因学说和脏腑的特定临床表现等。通过这些理论，可以判断病变所在的脏腑。

每个脏腑病位都有特定的证候表现。例如，心悸、心痛等表现为病位在心的主要症状；新起恶寒发热、头身疼痛、脉浮等是表证的特定症状；身热夜甚、心烦不寐、神昏谵语、斑疹隐隐、舌绛等是营分证的主要表现。了解和掌握每个脏腑病位的特定表现，有助于准确辨别证候的病位。

3. 辨病性

辨病性就是分清病证性质。病证发生的根本原因在于邪正斗争引起阴阳失调，故病性总体表现为阴阳的偏盛偏衰，但具体表现在寒热、虚实的属性上，所以寒热、虚实是最基本的病性。

（1）寒热定性。从病因的寒热定性，如感受寒邪多为寒证，感受热邪多为热证。但主要从临床表现特点定性，如寒证以冷、凉为特点，热证以温、热为特点。一般证的寒热属性，在外感病中，常可揭示邪气的性质；在内伤杂病中，则常揭示体内阴阳盛衰的变化，如阳盛则热、阴盛则寒，阳虚则外寒、阴虚则内热等。但应注意在某些情况下，病性与病因不一致，如阳盛体质之人，感受寒邪可从阳化热而表现为热证；也应注意在内伤杂病中，某些证并无明显的偏寒或偏热的属性，如脾气下陷证、肾精不足证等。

（2）虚实定性。从病因定性，邪气盛则实，故六淫、痰饮、食积、瘀血等有形之邪所致病证可定性为实；精气夺则虚，故先天不足、后天失养、久病重病、房劳过度等所致病证可定性为虚。从病程特点定性，新病属实，久病属虚。从体质特点定性，素体强壮者多实，素体虚弱者多虚。从临床表现特点定性，凡机体处于虚弱、衰退、不足状态，抗病能力低下者，可定性为虚；凡机体处于亢盛、有余、兴奋状态，邪正交争剧烈者，可定性为实。

对病证属性的定性，除寒与热、虚与实两端外，同样要注意它们之间的错杂与真假。

4. 辨病势

辨病势即对病证发展演变的趋势进行预测和判断。详审病势的目的在于从整体动态的角度，推测病证的预后和转归情况。在辨病势时，需要综合考虑多个因素，包括病证的特点、患者的体质、病邪的性质、感邪的轻重程度及治疗的作用等。

外感病证的病势通常较急，而内伤杂病的病势则较缓。体质较强者抗病能力亦较强，因此病证可能更易趋向好转；相反，体质较弱者病情可能更易恶化。感受火热之邪的病势通常较急，而感受寒湿之邪的病势较缓。感邪轻的情况通常预后较好，而感邪重的情况预后较差。治疗的正确与否也将影响病势的转归，若药物能准确中病机，则病情有望得到改善，反之则病情会转变。

5. 辨病机

辨病机是阐明病证发生发展变化的机制，是将病因、病位、病性等内容有机地结合起来，揭示其内在的联系，得出对病证发生发展变化的整体、动态的全面认识。辨病机是中医诊断的特色之一，疾病的发生发展是一个动态的过程，辨病机不仅要了解病证形成的机制，还应辨其先机，是“治未病”的重要依据。

6. 辨证名

辨证名就是确定辨证的最后结论，又称证名诊断。证名就是以病机命名的证候，因此证名诊断，是用规范性术语高度概括疾病现阶段的病机类型。对证名的诊断，首先是建立在辨病因、辨病性、辨病位、辨病势的基础上，如肝胆湿热证，病位在肝胆，病性为湿热，病机为肝胆湿热。其次，要求文字精练，必须具有高度的概括性，如心肾不交证、脾肾阳虚证等。

【日常练习】

1. 辨证的思维法则是什么？
2. 辨证的具体要求和目标是什么？

疾病诊断思路

狭义的"病"，指由病名所代表的各具体病种。每一具体病名及其定义，是对该具体疾病全过程的特点（如病因、病机、主要临床表现等）与规律（如发病条件、演变趋势、转归预后）所作的病理性概括。

"症""病""证"是中医诊断学最基本的概念。症是诊病和辨证的主要依据。证和病都是对疾病本质的认识，二者既有联系又有区别，证主要揭示病变当前的主要矛盾，病要求体现疾病全过程的根本矛盾。病的本质一般规定了症的表现和证的动态变化规律，在病的全过程中可有不同的证，而同一证又可见于不同的病之中，所以病与证之间存在着同病异证、异病同证的相互关系。临床上既要辨证，又要辨病，才能使诊断更全面、更正确，治疗更有针对性。

（一）辨病诊断的意义

疾病诊断是指根据临床资料，通过四诊等中医诊断方法，在中医理论的指导下，综合分析患者的症状和体征，确定疾病的种类和名称的过程。这个过程被称为"辨病"或"诊病"。

在辨病时，医生根据中医学关于各种疾病的定义和特点，对患者的临床表现进行整体性的分析和思考。通过综合考虑各种因素，如病因、病机、病位、病性等，医生确定疾病的名称和种类，以便进行相应的治疗和管理。

在中医学中，病名是非常重要的概念，代表着具体疾病的本质和特征。因此，病名诊断是中医诊断过程中不可或缺的一部分。虽然证候诊断在中医临床实践中也非常重要，但证候诊断主要关注患者具体的症状和体征，较难体现疾病发生发展的演变规律。因此，疾病诊断不能完全由证候诊断代替。此外，由于中西医学的理论体系和文化背景存在较大差异，因此不能简单地用西医病名来替代中医病名。

1. 总揽病变全局

每一种疾病都有其特定的本质和规律，包括确定的病因、病机、发展规律、治疗方法及预后情况。因此，明确疾病诊断能够帮助了解该病的一般演变规律，把握疾病的全局，有利于对该病的本质认识和辨证论治，从而掌握诊疗的主动权。正如《南阳活人书》所说："因名识病，因病识证，如暗得明，胸中晓然，无复疑虑，而处病不差矣。"

如麻疹的根本矛盾是麻毒内伏，在其初期阶段，容易与感冒、风疹、肺热病等相混淆。临床时若不能明辨病种，就容易忽视麻毒内伏的病机，而限于祛风解表之类随证治疗；若能明确麻疹的诊断，便胸有成竹，可从疹点透发的情况及伴随症状判断病之顺逆，当病势顺利时，即使有发热、咳嗽、喷嚏、流泪等症，也可不必作特殊治疗，但当麻疹难以外透时，则应及时透疹，并防热毒闭肺、麻毒内陷。

再以中风病为例，其发展过程可分为三个阶段。在初期，出现头痛、肢端麻木、眩晕欲仆等症状，属于阴虚阳亢、肝风欲作之势；而突然出现昏仆、昏迷等症状，则为卒中，表示肝风夹痰瘀上蒙清窍；神志恢复后，常伴有脉络闭阻，表现为半身不遂、口眼㖞斜、言语不利等后遗证候。这些病变基本上沿着阴虚阳亢、肝风夹痰瘀上蒙清窍、络脉闭阻的规律发展。因此，认识疾病的本质与规律，有助于在诊疗上主动掌握。

同时，确定病名后，能够抓住疾病辨证的纲领。因为每种疾病的常见证型是有限的，明确疾病名称后，可以将辨证的范围大致局限于该病的常见证型，从而减少辨证的盲目性。

2. 治疗针对性强

针对“病”所进行的专法、专方、专药治疗，是中医学的一个重要内容。如徐灵胎《医学源流论》曾指出：“欲治病者，必先识病之名，一病必有主方，一病必有主药。”说明不同疾病可有自己的专法、专方、专药治疗。专病可有专法治疗，如内痔常用枯痔钉疗法、结扎疗法，痄腮可于角孙穴行灯火灸疗法，圆翳内障成熟后可采用金针拨障疗法等。专病可用专方治疗，如心动悸用炙甘草汤，肠痈用大黄牡丹皮汤或薏苡附子败酱散，郁病用逍遥散，蛔厥用乌梅丸等。专病采用专药治疗，如茵陈退黄，海藻、昆布软坚散结而治瘿肿，常山、青蒿截疟而治疗疟疾，黄连、鸦胆子治疗痢疾，水银、硫黄疗疥疮等。这些专法、专方、专药对疾病的治疗有很强的针对性，可以提高临床疗效。

同一种疾病可能出现不同的证型，但无论证型有何差异，从病变角度来分析，都有共同的特点和规律。因此，除了根据不同的证型选用不同的治法和方药外，还应结合病的特点进行治疗。以肺痨病为例，其可表现为肺阴亏虚、阴虚火旺、气阴耗伤、阴阳两虚等不同证型，因此需要分别采取不同的治疗方药。然而，抗痨杀虫药应贯穿整个治疗过程，作为治疗的基本药物。

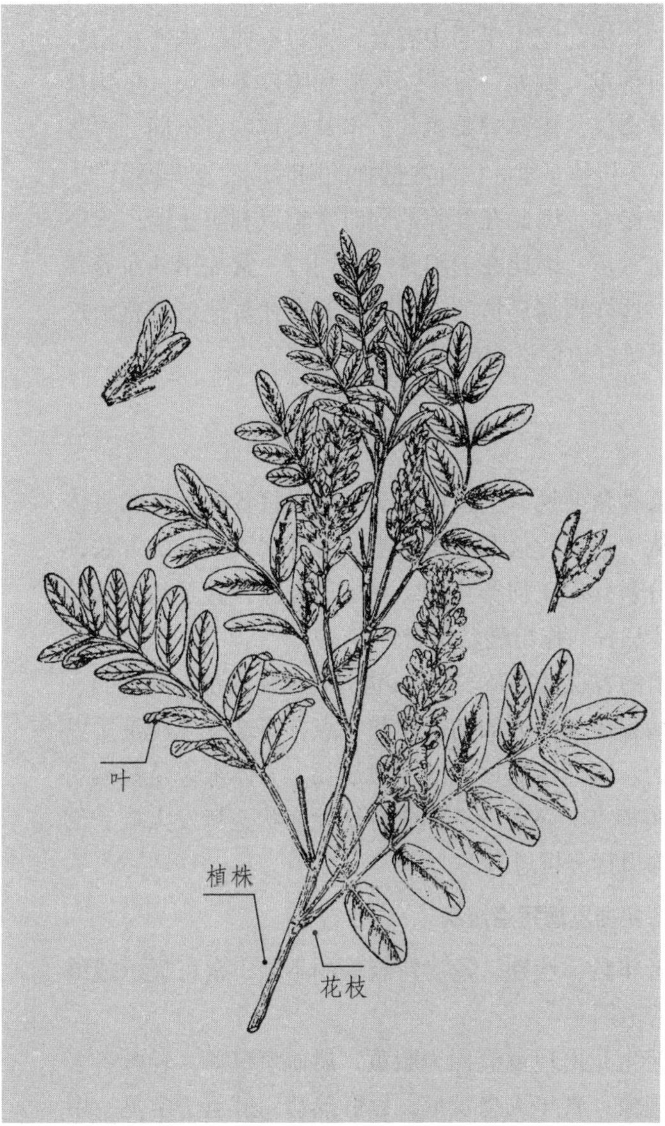

甘 草

GANCAO

草部/山草类/补心健脾/祛痰止咳

不同疾病可能出现相同的证型，如果证相同，则可采用相同的治法，但由于同中有异，针对不同的病，在治疗上应有所侧重。例如，胃缓、久泄和脾痿等疾病，虽然都表现为脾虚证，需要健脾益气，但其病理特点不同。胃缓主要表现为胃体下垂，因此在健脾的同时应注意升提阳气；久泄多夹湿邪，因此在健脾的同时常辅以利湿止泄；脾痿常伴营血亏虚，因此在健脾益气的同时，常加用补血养营的药物。这样根据病情的不同特点，有针对性地调整治疗方案，能更好地促进病情好转。

（二）疾病诊断的一般途径

从某种角度说，疾病诊断实际是要将各种各样的具体病变，从“疾病”这个总概念中区分开来。区分的方法，一般是分辨其属于何类疾病，并层层分辨，直至认识其是何种具体病种，作出病名诊断。

病情的表现是复杂多样的，但是任何疾病都有其发病、病状、病程演变等方面的规律和特点，而这些规律是可以被把握的。因而疾病诊断的一般途径，大体来说是根据病因或发病特点、病史、主症或特征性症状、特发人群、流行情况等进行分析思考。

1. 主要据发病特点辨病

患者年龄、性别、发病特点等的不同，常可提示或缩小诊病的范围。

如新生儿出现黄疸称为胎黄，属血疸范畴，轻微者多属生理现象；青年人患黄疸，以肝热病、肝瘟为常见；中年人患黄疸，无发热等症者，女性以胆石为多，男性应考虑肝积、肝癌；中年以上患黄疸，常见于肝积、癌病，男性多为胰癌、肝癌，女性多为胆癌。

又如妇女于月经期或经期前后出现某一主要症状，并呈周期性者，属月经期疾病，如有经行乳房胀痛、经行发热、经行头痛、经行泄泻、经行吐衄、经行风疹块、经行眩晕、经行浮肿、经行情志异常等。

再如新起水肿，病势急，水肿快，从面、睑、头部开始水肿，常兼有表证或湿热等外邪为犯的证候者，为阳水；长期水肿或反复出现水肿，病程长，水肿势缓而较难消退，一般有内脏损害、阳气亏虚的证候表现者，为阴水。水肿从下肢开始，受体位影响，以下垂部位水肿为主，伴心悸气促、唇甲发绀、颈脉怒张者，多为心衰、肺心病水肿；水肿以颜面眼睑为主，伴蛋白尿、血清蛋白降低、胆固醇增高者，为肾病水肿；以腹胀大为主，皮色苍黄，腹部脉络显露，腹水征阳性者，为肝病水肿；在使用各种激素、甘草制剂等过程中出现水肿者，为药物性水肿；颜面及下肢肿胀、按之不凹陷，伴怕冷、少汗者，多为瘿劳。

麻疹、水痘、霍乱、时行感冒、白喉、痄腮、天行赤眼、肝热病、痢疾、黄水疮、疥疮、臊疣、痨病类疾病等，均具有传染性或流行性，因而熟悉这些疾病具有传染或流行的特点，及时发现其传染性、流行性，也是明确疾病诊断的主要线索。

2. 主要据病因病史辨病

在疾病诊断中，若能确定导致疾病发生的特殊原因，对诊断极为有益。例如，因食用生蚕豆后出现腹痛和黄疸，可以诊断为蚕豆黄；有输血史、毒蛇咬伤史或服用损伤肝脏药物史，伴随黄疸，多为血疸。对思虑劳神过度导致失眠和头晕，可诊断为神劳；乘车船引发头晕，并伴有恶心呕吐，为晕动病；新产后主要症状为头晕，为产后血晕；头部受伤引发头晕和头痛，为头部内伤。

有些情况下，患者可能处于神昏状态，难以提供自觉症状，但根据病因或病史，可以分别诊断为头部内伤、暑厥、冷厥、饥厥、酒厥、食物或药物中毒、风厥、煤气中毒、自缢、溺水、电击伤等病。

了解既往患病情况，根据其病情演变趋势来推测当前疾病，也是临床诊病的重要思路之一。对于长期有严重内脏疾患的患者，若出现神昏，可能与脏厥、中风等疾病有关；有严重心脏病史，出现昏迷、面色苍白或青紫、肢厥、脉结代或微者，可诊断为心厥、厥（真）心痛；肾水、癃闭、肾衰等疾病，伴有尿闭或多尿，呼气有尿味，出现昏迷，为肾厥；有肝系疾病，嗅到肝臭味，出现昏迷，为肝厥；有肺系疾病，咳嗽气喘，出现昏迷，可能是肺厥；头部损伤、中风、中毒等，出现神昏、身体僵直、二便失禁，其状若尸者，可诊断为尸厥；原有风眩等病，头晕头痛，血压升高，突然倒地，神志昏迷者，为中风。以上示例说明，对于疾病诊断，深入了解病史和病情演变趋势，对准确诊断和及时治疗至关重要。

3. 主要据主症或特征症辨病

主症及特征症是许多疾病诊断的主要线索和根据。如百日咳（顿咳），必有阵发呛咳的主要表现；痄腮以腮部肿胀、疼痛为主要表现；哮病必有喉间哮鸣有声、呼吸喘促的主症；突发口眼㖞斜为主症者，一般为口僻；以反复发作，或左或右的剧烈头痛为主症者，多为偏头痛；以高热、身发斑疹为主要表现者，多为温毒发斑；以朝食暮吐、暮食朝吐为主症者，诊为胃反；经常大便干结、排便困难者，诊为脾约；尿出砂石，或X射线检查发现结石阴影者，可确诊为石淋；蛔虫、赤虫（姜片虫）、寸白虫、蛲虫、钩虫等寄生虫病，粪便检查有虫卵，可作为确诊的根据；全血细胞减少，是诊断髓劳的主要依据。

4. 主要据特发人群辨病

在妇女中，育龄妇女就诊时，应考虑到与月经、带、胎、产，以及杂病相关的特发疾病。若患者以月经异常为主诉，通常涉及月经的周期、颜色、量和质的异常，如月经提前、延后、不规律等。对于男性，特发疾病可能包括遗精、阳痿、早泄和不育等。对于老年人，较常见的特发疾病有久咳、肺胀、风眩、胸痹、消渴、脑痿、痴呆、精神病及癌病等。在小儿中，特发疾病可能涉及疹、痘、惊厥、疳积、五迟、肥胖等。同时，生活在西北、沙漠等干燥地区的人，容易患上干燥性疾病。对于以上这些特定人群，诊断时应考虑到其特发病的可能性。

（三）正确对待中医病名

中医病名拥有悠久的历史，它们通常是基于主要症状、临床特点及病因病机来进行命名，具有简洁、形象、科学的特点。例如，伤寒、中暑、痹病、痿病、厥病、鼓胀、破伤风、鹅口疮、痄腮、带下、崩漏等病名，简练明了，形象生动，一看病名就能了解其病理，便于掌握。有些病名如痢疾、疟疾、白喉、癫痫、哮喘、感冒、麻疹、水痘等，甚至被现代西医一直沿用。

当然，中医病名也存在一些不足之处，如命名标准不统一，病、证、症的名称有时会混淆，出现一种病有多个名称或多种病有相同名称的现象较为普遍，有些病名的定义不够准确，内涵和外延不够明确，病种分类不够细化，有些病名实际上表达的是病类的概念等。随着中医学术的不断发展和现代化进程的推进，这些问题将逐步得到解决。

（四）合理参照西医病名

中医学病名是历代医家长期临床实践的总结，然而，也必须承认其中仍存在一些缺陷。随着人类对疾病认识的不断深入，很多疾病的诊断方法和预后判断变得更加精细和准确。因此，在中医临床实践中，可以适当参考西医病名进行辅助诊断。例如，当患者出现多饮、多食、多尿、消瘦等症状时，按照中医的诊断标准可能诊断为消渴。然而，为了更全面地了解患者的病情，可以结合西医学的诊断方法，进行空腹血糖、餐后血糖、血胰岛素、糖耐量、C肽释放等实验室检查，以判断是否符合糖尿病的诊断标准，从而为患者提供最佳的诊断和治疗方案。

【日常练习】

1. 辨病诊断的意义是什么？

2. 疾病诊断有哪些途径？

辨证与辨病相结合

辨证与辨病是诊断疾病的两种方法，中医诊断要求证名和病名的双重诊断。正确认识辨证与辨病各自的优势与适应范围，是提高临床诊治水平的重要途径。

（一）辨病在先，以病限证

在临床实践中，面对复杂的病情，通过辨病将辨证范围限定于某一疾病之中，有助于缩小辨证范围，减少辨证的盲目性。

每种疾病都具有其基本病机和传变规律，基本病机贯穿于疾病的全过程，但作为证候特征的各阶段具体病机可能存在差异；证候的转化，即各阶段具体病机的变化，可以揭示疾病的传变规律。此外，不同疾病具有各自的规律和特点，因此辨病可区分疾病的不同性质；而了解临床各科各系统疾病的特点，能有效地指导辨证。

（二）从病辨证，深化认识

通过辨病可以获得对疾病的整体本质和全过程病变规律的认识。随后进一步辨证，又可以具体认识疾病在不同阶段的病机特点。辨证是对疾病发生发展至某一阶段病因、病性、病位等所得出的概括性结论，因此，一方面证受到病的限定，辨证的范围缩小；另一方面证受到个体因素如体质、情志等的制约，使辨证比辨病对疾病的认识更加深刻而丰富。先辨病继而辨证，有助于不断深入和具体化中医诊断，彰显中医诊断的特色。

中医的理法方药基本上是以证为基础的，中医临床强调辨证论治，这说明了这一点。辨证是在对疾病感性认识的基础上进行的理性认识，是高度概括的综合概念。因此，从病辨证有利于反映疾病现阶段的基本特点和发展趋势，为论治提供准确可靠的依据。

（三）辨病辨证，相得益彰

在辨病的基础上进一步辨证，不仅具备全局观念和整体认识，还具有灵活机动性和阶段性认识。辨病有助于提高辨证的准确性，重点在疾病的全过程；辨证又有助于辨病的个体化，重点在疾病的现阶段。因此，辨病与辨证相互补充，不可偏废。

此外，中医辨病和辨证主要是依据四诊所收集的症状和体征，对疾病的特异性诊断较为模糊，因此适当结合现代检测手段进行辨病（西医病名）与辨证是必要的。一方面，西医辨病或微观辨证可以克服中医有时无法得出明确症状的困境；另一方面，对于一些西医检查无法确诊的疾患，按照中医辨证进行论治则可取得良好的疗效，从而弥补了西医无法明确病因的不足。因此，辨证与辨病的结合是非常必要和有益的。

【日常练习】

1. 辨证与辨病相结合的内容有哪些？

2. 辨证与辨病各自的优势是什么？

下篇

中医病证鉴别诊断

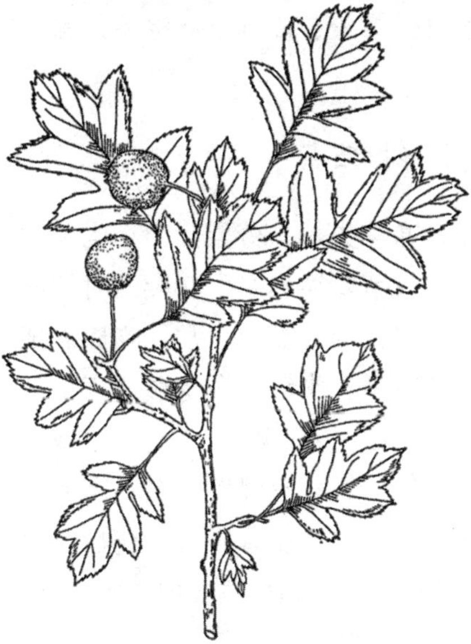

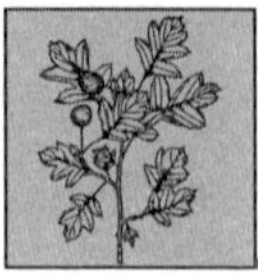

第一章　内科病症诊断

感　冒

感冒是外部风邪侵袭人体引起的疾病，一年四季都有可能发生，尤以冬春两季最为常见。头痛、鼻塞、喷嚏、流涕、咽痒咳嗽、发热恶寒是感冒的主要证候特点。感冒有轻重之分，轻者为伤风，重者为重伤风。如果感冒的病情较为严重，且在一段时间内广为流行，证候相似，则称为流行感冒。西医的上呼吸道感染、流行性感冒等，都可以参照本病进行辨证治疗。

（一）诊断要点

患者通常有起居不当，寒热失调，劳累汗出、当风、受凉遇冷的病史。特别是在季节转换、寒暑交接的时间段内，感冒发病较为集中，症状也十分类似。常见临床表现为鼻塞不通、流涕、喷嚏、咳嗽、头痛、全身酸痛不适、发热恶寒等。感冒一般病程较短，传变少，3~7日可痊愈。应注意与温病进行区分。一般来说，感冒发热多不高或根本不发热，温病必有发热甚至高热；感冒服解表药后，出汗而身凉脉静，温病汗出后身体热度暂时下降，但脉数不静，不久后身热复起，且见传变入里的证候。

（二）辨证分析

感冒，是风邪侵犯人体引起的疾病。风为百病之首，不同季节里的时邪伴随风邪，兼挟致病，如兼寒、兼热等。风邪袭犯人体，多从皮毛、口鼻进入，内归于肺。肺主呼吸，开窍于鼻，外合皮毛，故风邪乘之，肺卫首当其冲。肺卫失和，营卫不调，患者表现出恶寒发热、头痛、全身不适等症状；肺气失宣，气道不畅，患者表现出鼻塞、流涕、喷嚏、咳嗽等症状。另外，素体阳虚者易受风寒之邪，素体阴虚者易受风热之邪。

（三）证候分类

1. 风寒感冒

【致病原因】受凉、劳累等。

【临床表现】鼻塞不通，声重，喷嚏，流清涕，喉痒咳嗽，痰白稀薄；重者恶寒发热，头痛身痛，无汗出，小便清长，舌质淡红，苔薄白，脉浮紧。

【治法】辛温解表，宣肺散寒。

【方药】

主方：荆防败毒散。荆芥 10 克，防风 6 克，紫苏 10 克，前胡 10 克，桔梗 6 克，甘草 3 克，生姜 3 片。水煎，每日 1 剂，分 2 次服。素体实热者不适用。

临床效果：刘某，男，25 岁，泥工。患者于本月上旬，因脱衣劳动后受凉，且又吃了两餐狗肉，随后自觉连日身冷，相继憎寒热，无汗，头项强通，肢体酸痛，胸膈痞满，但口不渴，二便正常，自疑食误食狂犬肉而来就诊。经查患者病容痛苦，面色少华，面上粟起，察舌苔薄白、舌质淡红、脉浮少力。诊断为气虚、风寒型感冒。用荆防败毒散加党参10克，三剂，水煎服，每日服半剂，药尽病除。

按：本例患者疑病为食狂犬肉所致，加之感受风寒湿邪，且又气虚，仿《医宗金鉴》用荆防败毒散治狂犬病之意，并加党参以托毒解表而使病愈。

2. 风热感冒

【临床表现】周身发热，微恶风，或有汗出，头痛，鼻塞涕浊，咽喉肿痛，口干欲饮，咳嗽，痰黄黏稠，舌尖红，舌苔薄黄，脉浮数。

【治法】辛凉解表，宣肺清热。

【方药】

主方：银翘散。金银花15克，连翘15克，淡豆豉10克，薄荷（后下）5克，桔梗6克，牛蒡子10克，杏仁10克，甘草3克。水煎，每日1剂，分2次服。脾胃虚寒者慎用。

3. 暑湿证

【临床表现】发热，汗出热不解，鼻塞，流浊涕，头昏胀痛，身重倦怠，心烦口渴，胸闷欲呕，尿短赤，舌苔黄腻，脉濡数。

【治法】消暑祛湿解表。

【方药】

主方：新加香薷饮。香薷15克，鲜扁豆花15克，厚朴9克，金银花12克，连翘9克。水煎，每日1剂，分2次服。

（四）其他疗法

1. 外治法

10％大蒜液每次1滴，每日滴3~5次。适用于各证型感冒。

2. 针灸疗法

取风池、合谷穴。高热者，加大椎、曲池穴；头痛者，加太阳、印堂穴；咳嗽者，加肺俞、尺泽穴；咽痛者，加扶突、少商（放血）穴。均用泻法，直刺0.5~1寸（1寸约3.33厘米）。头面部及胸部穴位宜斜刺或平刺，留针20~30分钟，每日1次。

3. 拔火罐

取大椎、大杼、肺俞、风门等穴，适用于风寒证。选择适宜体位和肌肉丰满的部位，进行拔罐并留罐15~20分钟，每日1次。

4. 饮食疗法

（1）葱豉粥。粳米50克，葱白3段，每段1寸长，豆鼓10克。先以粳米煮粥，粥将熟时，加入葱、豆鼓，再煮数沸，加白糖适量，热服后出汗。适用于风寒感冒。

（2）白菜绿豆豉饮。白菜根1个，切片，绿豆30克，煎汤饮用，也可加糖适量。适用于风热感冒。

心　悸

心悸分为惊悸与怔忡，是以患者自觉心中悸动，惊悸不安为特征的一种病证。多呈反复性发作，因情志波动或劳累过度引发，常与失眠、健忘、眩晕、耳鸣等症并见。因惊恐引起的心悸称为惊悸，心悸较严重，呈经常性发作者称为怔忡。西医学中的各种心脏病引起的心律失常，以及贫血、甲状腺功能亢进症等疾病有心悸表现时，可以参照本证进行辨证论治。

（一）诊断要点

自觉心搏异常，心慌不安，呈阵发性或持续不解。脉象一般有异常变化，常见有迟脉、数脉、疾脉、促脉、结脉、代脉、涩脉、细脉等。情志刺激、惊恐、紧张、劳倦、烟酒等因素是心悸的常见诱因。查血常规、红细胞沉降率、测血压及做心电图有助于病情诊断。

（二）辨证分析

心悸的发生与心血不足、水饮内停、瘀血阻络等因素有着密切的关系。临床辨证要区分心悸是实证还是虚证、是心阳虚还是心阴虚、是挟痰还是挟瘀。除此之外，还要注意区别惊悸与怔忡。一般说来，惊悸以实证居多，怔忡以虚证居多，惊悸久治不愈后可以发展为怔忡。

（三）证候分类

1. 心血不足型

【临床表现】心悸气短，头晕，失眠健忘，面色不华，神疲乏力，舌淡红，脉细弱。

【治法】补血养心，益气安神。

【方药】

（1）主方

归脾汤加减。党参 15 克，黄芪 15 克，白术 12 克，茯神 15 克，酸枣仁 30 克，龙眼肉 15 克，木香 9 克，炙甘草 9 克，当归 12 克，远志 15 克，生姜 3 片，大枣 5 枚。水煎，每日 1 剂，分 2 次服。血虚甚者，加熟地黄 15 克；阳虚甚而汗出肢冷者，加附子 6 克，煅龙骨 30 克，煅牡蛎 30 克；阴虚甚者，加用麦冬 15 克，沙参 15 克，玉竹 15 克，石斛 12 克。

（2）中成药

①归脾丸。每次 9 克，每日 3 次。

②柏子养心丸。每次 1 丸，每日 2 次。

（3）单方验方

①当归补血汤。黄芪 60 克，当归 12 克。上药加适量水煎煮，去渣取汁，每日 1 剂，每日 2 次。8 周为 1 个疗程。

②定眩汤。党参、生龙骨（先煎）、生牡蛎（先煎）各 30 克，白术、茯苓、泽泻各 24 克，当归、白芍、代赭石（先煎）、荷叶各 15 克，川芎、柴胡各 12 克，半夏、陈皮各 9 克，甘草 3 克。煎煮，每日 1 剂，早、晚分服。4 周为 1 个疗程。

2. 心阳不振型

【临床表现】心悸不安，胸闷气短，动则尤甚，面色苍白，形寒，手足不温，舌质淡白，脉虚弱或沉细。

【治法】温补心阳，安神定悸。

【方药】

（1）主方：桂枝甘草龙骨牡蛎汤。桂枝9克，炙甘草9克，龙骨15克，牡蛎30克。水煎，每日1剂，分2次服。若形寒肢冷者，加人参12克，黄芪30克，附子6克，肉桂3克；大汗出者，加人参15克，黄芪30克，煅龙骨30克，煅牡蛎30克，山茱萸15克。

（2）中成药：心宝丸。每次1~2丸，每日2~3次。

（3）单方验方：振阳汤。制附子20克（先煎），红参10克（另炖），白术10克，炙甘草5克。水煎，每日1剂。

3. 阴虚火旺型

【临床表现】心悸，失眠，急躁易怒，五心烦热，口干，盗汗，头晕耳鸣，手足心热，腰膝酸软，舌质红，脉细数。

【治法】滋阴降火，养心安神。

【方药】

（1）主方

天王补心丹。生地黄12克，玄参15克，麦冬15克，天门冬15克，当归15克，丹参15克，人参12克，炙甘草9克，茯苓15克，五味子6克，远志15克，桔梗6克，柏子仁15克，酸枣仁30克。水煎，每日1剂，分2次服。若肾阴亏虚，虚火妄动，遗精腰酸者，加龟板6克，熟地黄15克，知母15克，黄柏12克；若阴虚加有瘀热者，加赤芍15克，牡丹皮15克，桃仁12克，红花9克，郁金15克。

（2）中成药

①天王补心丸。每次9克，每日2次。

②安神补心丸。每次15粒，每日3次。

（3）单方验方

山枣地黄丸。生地黄20克，泽泻、牡丹皮各15~20克，茯苓、山药、山茱萸各9克，酸枣仁15克，川芎、知母各10克。加水适量煎煮，早、晚温服，每日1剂。

4. 心血瘀阻型

【临床表现】心悸时而发作，时而停止，受惊时容易诱发，胸闷，烦躁不安，失眠多梦，口苦，大便秘结，小便短赤，舌红苔黄腻，脉弦滑。

【治法】清热化痰，宁心安神。

【方药】

（1）主方

黄连温胆汤。半夏12克，陈皮15克，茯苓12克，甘草6克，枳实9克，竹茹12克，黄连6克，大枣5枚。水煎，每日1剂，分2次服。痰热互结，大便秘结者，加生大黄6克；心悸重者，加珍珠母15克，石决明12克，磁石15克。

（2）单方验方

①益心活血汤。黄芪40克，党参、丹参、鸡血藤、山楂、泽泻各30克，淫羊藿25克，刺五加、生地黄、茯苓各20克，汉防己、川芎、当归、赤芍各15克。加水煎煮，去渣取汁，每日1剂，每日3次，口服。

②新降灵汤。丹参、牡丹皮、山楂各30克，葛根、

泽泻、何首乌、黄芪各30克，地龙、五味、赤芍、川芎、夏枯草各15克。用水浸1小时，再用文火煎30分钟，每剂服1~2日。

5. 水饮凌心型

【临床表现】心悸眩晕，胸脘痞满，口渴却不欲饮，形寒肢冷，恶心吐涎，小便短少，舌苔白滑，脉弦滑。

【治法】振奋心阳，化气行水。

【方药】

（1）主方：苓桂术甘汤。茯苓15克，桂枝12克，白术15克，甘草6克。水煎，每日1剂，分2次服。若兼见恶心呕吐者，加半夏12克，陈皮15克，生姜3片；兼见肺气不宣、肺有水湿、咳喘胸闷者，加杏仁15克，前胡9克，桔梗12克，葶苈子6克，五加皮15克，防己9克。

（2）中成药：济生肾气丸。每次6克，每日3次。

（3）单方验方：温阳安神汤。桂枝15克，白术12克，泽泻9克，代赭石12克，茯苓12克，甘草6克。水煎服。

（四）其他疗法

1. 针灸疗法

可选内关、通里为主穴，酌配神门、心俞等穴，交替针刺，每日1次。

2. 中药针剂

（1）生脉注射液40毫升，加入5%葡萄糖注射液250毫升，静脉滴注，每日1次。适用于气阴两虚证。

（2）参附注射液40~80毫升，加入5%葡萄糖注射液

250 毫升，静脉滴注，每日 1 次。适用于心阳虚证。

3. 饮食疗法

（1）猪心大枣汤。猪心 1 个（切块），大枣 10 枚，龙眼肉 15 克。煎汤服。适用于血虚心悸。

（2）三七炖瘦肉。三七 10 克、猪瘦肉 100 克，共放入炖盅，加适量水，隔水炖熟服食。适用于心血瘀阻心悸。

（3）人参大枣粥。人参 3 克，大枣 6 枚（去核），大米 100 克。将大枣、人参洗净，和大米一起放入锅内，加水适量煮粥。每日早、晚食粥。适用于气血亏虚型心悸。

（4）红花桃仁粥。红花 10 克，桃仁 15 克，粳米 100 克，红糖适量。将桃仁去皮去尖，用清水研汁，备用；将红花装入药袋中，然后全部用料一同放入锅中煮粥，粳米与桃仁煮烂时，取出药袋，放红糖煮成粥即可。每日早、晚温服，每日 1 剂。适用于瘀血内阻型心悸。

4. 预防调护

（1）查找原发病，针对病因选择合适的治疗方法。

（2）患者在接受治疗的同时，保持平和的心态，尽量避免不良情绪的刺激。

（3）坚持全身经络气血的疏理与疏通，改善人体自净和自愈的能力。

水　肿

水肿，指体内水液潴留，泛滥肌肤引起的一种病证，以眼睑、头面、四肢、腹背乃至全身浮肿为主要特征，病情严重者还会伴有胸腔积液、腹水等。西医学中的肾病综合征、肝病、内分泌失调及营养障碍等疾病有水肿表现者，可以参照本证进行辨证论治。

（一）诊断要点

病情轻者眼睑、头面部出现浮肿；重者四肢、腹背，甚至全身都有浮肿。

功能性水肿一般体检没有异常表现，器质性水肿会出现相应的体征，如心脏性水肿，可有器质性杂音或心脏扩大。

（二）辨证分析

水肿的病因有外因和内因两个方面。外因包括风邪袭犯、疮毒浸淫、水湿浸渍；内因包括饥饱劳倦、久病房劳。水肿病起时，一般是从眼睑开始，继而发展到头面、四肢乃至全身。也可以从下肢开始，然后延及到全身。水肿病情严重时，可兼见胸闷、气促、腹满无法平卧等症状。一般外感邪气，发病较急，肿势偏于上部，属表证、热证、实证者，称为阳水；内伤正气，发病缓慢，病程长，肿势偏于下部，属里证、寒证、虚证者，称为阴水。阳水久治不愈可以转化成阴水，阴水不会转化为阳水。

（三）证候分类

1. 阳水之风水泛滥型

【临床表现】病初起时眼睑出现浮肿，继而四肢及全身浮肿，恶寒，发热，肢节酸楚，小便不利，舌苔薄白，脉浮数。

【治法】散风清热，宣肺行水。

【方药】

（1）主方：越婢加术汤加减。麻黄 9 克，生石膏 30 克（先煎），白术 15 克，茯苓 12 克，泽泻 12 克，浮萍 12 克，生姜 3 片，大枣 7 枚，甘草 3 克。水煎服。咽喉肿痛者，加板蓝根 15 克、桔梗 6 克、连翘 9 克，以清咽散结解毒；风寒偏盛者，去石膏，加苏叶 9 克、防风 9 克、桂枝 9 克，以助麻黄辛温解表之力。

（2）中成药：银翘颗粒冲剂。每次 1 包，每日 3 次。

2. 阳水之水湿浸渍型

【临床表现】肢体水肿，按之没指，身重困倦，胸闷泛恶，纳呆，小便短少，苔白腻，脉沉缓。

【治法】健脾化湿，通阳利水。

【方药】

（1）主方：五皮饮合胃苓汤。桑白皮 12 克，陈皮 9 克，大腹皮 12 克，茯苓皮 12 克，生姜皮 3 克，白术 12 克，茯苓 12 克，苍术 9 克，厚朴 9 克，猪苓 15 克，泽泻 15 克，桂枝 9 克。水煎服。肿甚而喘者，可加麻黄 9 克、杏仁 12 克、莱菔子 15 克，以宣肺泻水而平喘；胸脘痞闷、纳呆者、加杏仁 12 克、砂仁 3 克、蔻仁 3 克，以宣畅气机。

（2）中成药：五苓散（丸）。每次9克，每日3次。

（3）单方验方：茯苓化湿利水汤。茯苓（连皮）10克，茵陈10克，猪苓10克，泽泻10克，神曲9克，苍术9克，栀子9克，通草12克，大豆卷10克，萆薢10克，赤小豆20克，甘草6克。水煎2次，每日1剂，分2次服。

3. 阳水之湿热壅盛

【临床表现】全身出现浮肿，皮肤绷急光亮，胸脘痞闷，烦热口渴，小便短赤，大便干结，舌苔黄腻，脉沉数或濡数。

【治法】清热利湿，分消水邪。

【方药】

（1）主方：疏凿饮子加减。羌活6克，秦艽9克，大腹皮12克，茯苓皮12克，生姜皮3克，泽泻12克，木通3克，椒目6克，赤小豆30克，商陆6克，槟榔9克。水煎服。腹满、大便不通者，可加大黄9克（后下）、防己9克、葶苈子12克，以助攻泄之力，使水从大便而泄。

（2）中成药：分清五淋丸。每次9克，每日3次。

（3）单方验方：茅根汤。鲜白茅根100克。水煎服。

4. 阴水之肾阳衰微

【临床表现】全身浮肿，腰以下尤甚，按之凹陷不起，心悸，气促，畏寒肢冷，小便不利，神疲无力，舌质淡胖，苔白，脉沉细。

【治法】温肾助阳，化气行水。

【方药】

（1）主方：真武汤加减。熟地12克，淮山药12克，山茱萸9克，丹皮9克，茯苓12克，泽泻15克，附子9克，肉桂3克，牛膝12克，车前子15克（包煎），白术12克，白芍12克，生姜3片，水煎服。

（2）中成药：济生肾气丸。每次9克，每日3次。

（3）单方验方：温肾利水方。熟附块9克，仙茅、仙灵脾、葫芦巴、巴戟天、茯苓、车前子各15克，木通3克，泽泻、陈葫芦各30克。水煎服。

5. 阴水之脾阳虚衰

【临床表现】全身水肿，腰以下为甚，按之凹陷不易恢复，脘腹胀闷，纳减便溏，面色萎黄，四肢厥冷，小便短少，舌质淡，苔白腻或白滑，脉沉缓。

【治法】温运脾阳，以利水湿。

【方药】

（1）主方：实脾饮加减。附子9克（先煎），干姜3克，草果6克，白术12克，茯苓12克，大腹皮9克，木瓜9克，木香6克，厚朴9克，大枣7枚，甘草3克。水煎服。气虚乏力者，可加黄芪12克、党参12克，以健脾补气；小便短少者，可加桂枝9克，猪苓15克，泽泻15克，以助膀胱化气行水。

（2）中成药：参苓白术丸。每次9克，每日3次。

（3）单方验方：黄芪益母草汤。黄芪60克，益母草90克，白扁豆、芡实各20克，党参、白术、覆盆子各15克，补骨脂、熟附子、陈皮各10克。水煎服。

（四）其他疗法

1. 热浴法

取麻黄、羌活、苍术、柴胡、荆芥、防风、紫苏梗、柳枝、葱白各等量，煎汤热浴，令汗出。有疏风清热、利湿行水的功效，适用于水肿属实证者。

2. 食疗法

（1）蒜酿西瓜。大蒜100~150克，西瓜1个。将大蒜剥去外皮洗净，西瓜刮去瓤作盅，将蒜放入西瓜盅内盖上盖，放入大碗内上屉蒸熟即可。每日1次，10日为1个疗程。适用于水肿。

（2）蛏干粥。蛏干60克，大蒜、粳米各适量，葱、姜、料酒、酱油各少许。将蛏干淘洗干净，加水煮10余分钟，放入去皮洗净的蒜瓣及淘洗干净的粳米，熬至粥欲熟时，加调味料再烧开即可。每日1次，连服7~10日。适用于湿热水肿。

3. 预防调护

（1）治疗水肿应先找出病因，及时加以治疗，这是治疗水肿的关键。

（2）注意饮食，水肿初期忌盐，肿势消退后改为低盐，不要食用辛辣等刺激性食物。

（3）养成良好的生活习惯，避风寒，戒房劳。

泄泻

泄泻，又称腹泻，指以排便次数增多，粪质稀薄，甚则泻出如水为主要症状的一种病证。一年四季均可发生，高发期是夏秋季节。有急性和慢性之分。西医学中的肠功能紊乱、结肠过敏或功能性腹泻等疾病，可以参照本病进行辨证论治。

（一）诊断要点

泄泻的主要症状是排便次数增多，粪质稀薄或如水样。常伴有腹痛、肠鸣、嗳气、食欲减退等症状，急性起病时有发热症状。急性暴泻，发病急骤，病程较短；慢性久泻，病程较长，反复发作，时轻时重。

（二）辨证分析

泄泻的病因有内因和外因两个方面，外因是感受六淫之邪，其中以寒湿暑热等因引起的最为常见，或者为饮食所伤、七情不和，导致脾胃功能失调而发生泄泻；内因与脾虚有着密切联系，肝肾因素引起的泄泻也多是在脾虚的基础上产生。泄泻的主要病变是在脾胃和大小肠，病理变化为外邪袭犯脾胃，致使脾胃升降失司，运化失常，引起泄泻；其次为饮食所伤，多食生冷食物，误食不洁之物或饮食过量，导致宿食内停，损伤脾胃，传导失职，而致泄泻；平时脾胃虚弱，又因情志失调，致使肝气郁结，横逆乘脾，运化失常，而成泄泻；或年老命火不足，脾失温煦，引起运化失常，而致泄泻。

（三）证候分类

1. 寒湿（风寒）侵袭

【临床表现】泄泻清稀如水，腹痛，肠鸣，脘闷食少，或伴有发热恶寒，鼻塞不通，头痛，全身酸痛，舌苔白腻，脉濡缓。

【治法】解表散寒，芳香化湿。

【方药】

（1）主方

藿香正气散加减。藿香 9 克，紫苏叶 9 克，白芷 6 克，白术 12 克，茯苓 15 克，陈皮 9 克，半夏 9 克，厚朴 6 克，大腹皮 6 克，甘草 3 克，大枣 5 枚。水煎服。湿邪偏重者，有胸闷，腹部胀大，尿少，倦怠无力等症状，可加苍术 6 克，猪苓 12 克，泽泻 12 克，以健脾除湿。

（2）中成药

①藿香正气丸。每次 6 克或者 8 丸（水丸），每日 3 次。

②腹可安。每次 4 片，每日 3 次。

2. 感受湿热（暑湿）

【临床表现】腹痛泄泻，泻下急迫，势如水注，或泻而不爽，大便黄褐而臭，小便短黄，肛门灼热，心烦口渴，舌苔黄腻，脉濡数。

【治法】清热利湿。

【方药】

（1）主方

葛根芩连汤加味。黄芩 12 克，黄连 3 克，葛根 15 克，茯苓 15 克，车前子 15 克（包煎），金银花 12 克。水煎服。

若热偏甚者，可加连翘9克，黄柏9克；如湿邪偏重者，可加苍术9克，厚朴6克，陈皮9克。

临床效果：刘某，男性，年40余，患痢疾已达8年之久，反复发作，时轻时重，经久未愈，经哈尔滨医科大学确诊为慢性菌痢，历经中、西医多方治疗，迄未见显效。现下痢臭秽，日4~5行，夹有脓血，里急后重，痢下不爽，小腹疼痛，小便短赤，舌质暗紫，苔厚腻，脉沉弦而滑。细问之，则肛门灼热，腹痛拒按。

病虽日久，而仍以湿热积滞、交结肠腑为主要病机，诊断为暑湿，故以清热导滞法为治，方以葛根芩连汤。

（2）中成药

①黄连素片。每次2片，每日3次。

②穿心莲片。每次4片，每日3次。

（3）单方验方

风尾火炭母合剂。风尾草、火炭母各30克。水煎服。

3. 肝气乘脾

【临床表现】泄泻发作与情绪变化密切相关，如有抑郁、恼怒或紧张等情绪，易发生腹痛泄泻。平时多有脘胁胀闷，嗳气食少，腹痛肠鸣，泻后腹痛减轻，舌淡红，脉弦。

【治法】抑肝扶脾，理气止泻。

【方药】

（1）主方：痛泻要方加减。白术12克，白芍12克，防风9克，陈皮9克，柴胡9克，茯苓12克，制香附9克，甘草3克。水煎服。脾虚严重者，见脘腹不舒、神疲乏力等症状，加党参12克，淮山药15克，扁豆12克，有益气健脾之功效。

（2）中成药：逍遥丸。每次 10~15 克，每日 3 次。

4. 脾胃虚弱

【临床表现】大便时溏时泻，稍进油腻之物则大便次数增多，食少脘胀，面色萎黄，倦怠无力，舌质淡，苔白，脉细弱。

【治法】健脾益胃，助运止泻。

【方药】

（1）主方

参苓白术散加减。党参 12 克，茯苓 15 克，白术 12 克，淮山药 15 克，扁豆 12 克，莲子肉 12 克，薏苡仁 15 克，砂仁 3 克，桔梗 3 克，甘草 6 克。水煎服。脾阳虚衰、阴寒内盛、腹中有冷痛感、四肢不温者，可加附子 9 克（先煎），干姜 6 克，肉桂 3 克；久泻不止，甚则脱肛者，可加黄芪 15 克，升麻 9 克，柴胡 9 克。

（2）中成药

香砂六君丸。每次 6 克，每日 3 次。

（3）单方验方

①温中止泻汤。肉豆蔻 10 克，丁香 10 克，炮姜 10 克，伏龙肝 9 克（布包），苍术 10 克，党参 20 克，扁豆 15 克，甘草 6 克。水煎 2 次，每日 1 剂，分 2 次服。

②温中健脾汤。党参 30 克，白术 15 克，茯苓 10 克，干姜 9 克，肉桂 3 克（冲服），泽泻 10 克，炙甘草 6 克。水煎 2 次，分 2 次服，每日 1 剂。

5. 食滞肠胃

【临床表现】腹痛肠鸣，泻下粪便臭如败卵，泻后疼痛稍减，脘腹痞满，嗳腐酸臭，无食欲，舌苔厚腻，脉滑。

【治法】消食导滞。

【方药】

（1）主方：保和丸加减。山楂9克，神曲9克，莱菔子12克，茯苓15克，陈皮9克，半夏9克，连翘12克。水煎服。食积化热者，加大黄9克（后下），枳实9克，有消导积滞、清利湿热之功效；伤于生冷者，可加干姜6克，肉豆蔻9克，以温中散寒。

（2）中成药：保济丸。每次1瓶，每日3次。

（3）单方验方：消食止泻汤。鸡内金10克，焦三仙10克，薏苡仁10克，白术10克，山药10克，桔梗9克，茯苓10克，苍术10克，厚朴9克，枳壳10克，甘草6克。水煎2次，每日1剂，分2次服。

6. 肾阳虚衰

【临床表现】腹部隐隐作痛，肠鸣即泻，泻后痛感减轻，形寒肢冷，腰膝酸软，舌质淡，苔白，脉沉细。

【治法】温肾健脾，固涩止泻。

【方药】

（1）主方：四神丸加味。补骨脂12克，肉豆蔻12克，吴茱萸3克，五味子6克，炮姜6克，茯苓15克，白术12克。水煎服。有畏寒肢冷症状者，加附子9克（先煎），干姜6克；久泻不止、中气下陷者，加黄芪15克，党参12克，诃子肉9克。

（2）中成药：补脾益肠丸。每次 6 克，每日 3 次。

（3）单方验方：温肾止泻汤。党参 30 克，白术 10 克，茯苓 10 克，陈皮 9 克，砂仁 3 克（后下），补骨脂 12 克，秦艽 12 克，萆薢 12 克。水煎 2 次，每日 1 剂，分 2 次服。

（四）其他疗法

1. 针灸疗法

取天枢、足三里、上巨虚穴，热证、实证用针刺，寒证、虚证用艾灸温针，能起到止泻的作用。

2. 热敷法

粗盐 500 克铁锅内急火炒燥，包布热敷脐部、腰背部，起到温中止泻的作用。

3. 食疗法

（1）山药鱼汤。淮山药 300 克，河鱼 1 条（约 250 克），加适量调料，共同煮汤。适用于止泻。

（2）马齿苋粥。鲜马齿苋 250 克，大米 100 克。将马齿苋洗净切碎，放入沙锅内煎汁，加入大米煮成粥。每日早晚分服。适用于止泻。

4. 预防调护

（1）患者患上泄泻应该及时诊治，以免转为慢性，产生营养不良、贫血等症。

（2）养成良好的饮食习惯，忌食油腻肥甘及生冷不洁的食物。

（3）加强锻炼，增强自身体质，提高对疾病的免疫力。

呕 吐

呕吐指由于胃气上逆，导致胃内容物经食道反流出口腔的一种病证。西医学里的急性胃炎、贲门痉挛、胰腺炎、胆囊炎等疾病有呕吐表现者，可以参照本证进行辨证论治。

（一）诊断要点

以呕吐食物、痰涎、水液等物，或干呕无物为主要症状，一日可能呕吐数次。常常伴有脘腹胀满、恶心纳呆、反酸嘈杂等表现。发病或急或缓，病起时有恶心欲吐的感觉，一般是由气味、饮食、情志、冷热等因素诱发，也有可能是误服毒物所引起的。呕吐、呃逆都是胃气上逆所致。呕吐的特征是有声有物，而呃逆的特征是喉间呃呃连声，声短而频，不能自止。呕吐与反胃病位都在胃，俱是胃失和降、气逆于上而形成的。两者的相同点是都有呕吐的表现，不同点是反胃表现为食饮入胃，滞停良久而尽吐出，吐后症状减轻，而呕吐以有声有物为特征。

（二）辨证分析

外感六淫，邪气犯胃，七情内伤，饮食不加节制，劳倦过度等是呕吐的主要致病因素。病理变化为外邪袭犯胃腑，致使胃失和降，水谷随气上逆而出现呕吐；饮食不加节制，伤胃滞脾，致使食滞不化，胃气无法下行，上逆而出现呕吐；情志失调，肝失调达，横逆犯胃，胃气上逆，忧思伤脾，脾失健运，食停难化，胃失和降，也会出现呕吐的表现；脾胃功能减弱，水谷精微不能化生气血，以致寒浊中阻，饮邪上逆而引起呕吐。

（三）证候分类

1. 寒性呕吐

【临床表现】呕吐清水或不消化的食物，口淡，身体发热，怕冷，腹部疼痛，舌苔白腻，脉濡缓。

【治法】散寒止呕。

【方药】

（1）主方：藿香正气散加减。藿香12克，苏叶、厚朴、法半夏、生姜各10克，陈皮6克，茯苓12克，甘草6克。水煎服。

（2）中成药：藿香正气丸。每次6克或者8丸（水丸），每日3次。

（3）单方验方：藿香半夏生姜汤。藿香、紫苏根、生姜各15克，法半夏12克。水煎服。

2. 热性呕吐

【临床表现】呕吐发作急，吐出物有酸腐气味，口干，心烦不安，面红目赤，小便短黄，苔黄，脉数。

【治法】清热止呕。

【方药】

（1）主方

黄连温胆汤加减。黄连、枳实、竹茹各10克，茯苓、法半夏各12克，陈皮6克，芦根30克。水煎服。

（2）中成药

腹可安。每次4片，每日3次。

（3）单方验方

①芦根煎。芦根90克，切碎。水煎服。

②连苏饮。黄连、紫苏梗各 10 克。水煎，频饮。

3. 胃阴虚呕

【临床表现】呕吐反复发作，或干呕无物，口干咽燥，食欲减退，舌红少苔，脉细数。

【治法】滋阴养胃止呕。

【方药】

（1）主方：麦门冬汤加减。麦冬 15 克，太子参 30 克，法半夏 10 克，白芍 12 克，山药 15 克，石斛 12 克，竹茹 10 克，甘草 6 克。水煎服。

（2）单方验方：百合煎。百合 45 克，鸡子黄 1 枚，用水洗百合浸一夜，去其水，再用清水煎，加鸡子黄，搅匀再煎，温服。

4. 脾虚呕吐

【临床表现】发病缓慢，病程长，食后恶心欲吐，腹部胀满，喜温怕冷，倦怠无力，便溏，舌质淡，苔白润，脉细弱。

【治法】健脾温中止呕。

【方药】

（1）主方：六子丸加减。党参 15 克，白术、茯苓、法半复各 12 克，陈皮 6 克，生姜 10 克，甘草 6 克。水煎服。胃寒甚者，加干姜、吴茱萸各 10 克，熟附子 9 克。

（2）中成药：香砂六君丸。每次 9 克，每日 3 次。

5. 伤食呕吐

【临床表现】主要因饮食不加节制所引起，吐出宿食，气味酸臭难闻，脘腹胀痛，食少纳呆，舌苔厚腻，脉滑。

【治法】消食止呕。

【方药】

（1）主方：保和丸加减。神曲、法半夏各10克，山楂、茯苓、连翘、厚朴各12克，陈皮6克，鸡内金10克，布渣叶15克，谷芽30克。水煎服。

（2）中成药：保济丸（或保和丸）。水丸每次1.85~3.7克，每日3次；浓缩丸每次1.2克，每日3次。

（3）单方验方：山楂内金汤。山楂15克，藿香12克，布渣叶15克，鸡内金10克。水煎服。

（四）其他疗法

1. 针灸疗法

呕吐实证取双侧内关、足三里、三阴交穴，强刺激，或留针30分钟。寒者多灸，热证针刺疾出，并可加委中穴点刺出血。呕吐虚证取内关、建里、足三里、肝俞、脾俞等穴，能起到温中止呕的作用。

2. 握药法

取半夏、陈皮各9克，共同研为粉末，加葱白6克、生姜10克，共捣泥为丸，握于手中，有和胃降逆止呕的作用。另外再服用生姜汤，可以达到更好的效果。

3. 推拿法

点揉中庭、鸠尾，直推膻中至鸠尾，点缺盆、太阳穴，有健脾和胃降逆的功效。

4. 饮食疗法

（1）干姜粥。大米 60 克，干姜 3 克，高良姜 3 克。锅中加入干姜、高良姜，水煎去渣取汁；在汁液中放入大米，大火烧开后改为小火煮粥，粥熟即可。

（2）麦冬生地粥。薏米 15 克，大米 80 克，鲜麦冬汁、鲜生地汁各 50 毫升，生姜 10 克。将薏米、大米及生姜入锅，加水煮熟；下入麦冬、生地汁，调匀，煮成稀粥。空腹食用。

（3）砂仁藕粉。砂仁末 10 克，三七末 2 克，藕粉 30 克，白糖适量，四者搅拌和匀，食时沸水冲入。有健脾和胃止呕的功效。

5. 预防调护

（1）呕吐是临床上常见的症状，只要及时加以诊治，预后良好。反复呕吐会引起电解质紊乱及酸碱平衡紊乱，应该及时治疗。

（2）养成良好的饮食习惯，如少食多餐，忌暴饮暴食，少食生冷辛辣等刺激性食物等。

（3）修炼心性，戒怒戒躁，保持平和的心态和愉悦的心情。

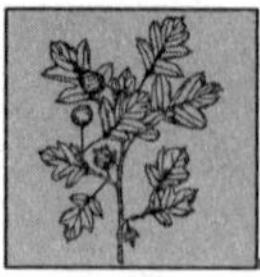

第二章　外科病症诊断

冻　伤

因受寒冷侵袭，引起局部性或全身性的损伤称为冻伤。古称局部性冻伤为冻疮，全身性冻伤为冻僵。

（一）诊断要点

1. 局部性冻伤

（1）轻者。受冻部位皮肤呈苍白色，局部寒冷麻木，继而肿胀，皮色转为紫红，或有结块不甚而皮肤坼裂，自觉灼痛、瘙痒；或有大小不等的水泡、血泡，自觉疼痛，感觉不灵敏。如无染毒，则逐渐消肿，结成紫黑色痂皮，不久痂皮脱落而愈。

（2）重者。局部麻木冷痛，青紫漫肿，感觉丧失，有大水泡，水泡破后显露出紫红色创面，流溢滋水，溃烂成疮，甚至肌肤变黑，骨脱筋连，成为坏疽。

2. 全身性冻伤

伤势轻者畏寒肢冷，全身颤抖，感觉麻木，四肢乏力，肢端冷痛，昏昏欲睡，重者四肢厥冷，甚或僵直，唇甲青紫，神志迟钝，常出现幻觉，最后知觉丧失，呼吸浅快，如不及时救治，易致死亡。

（二）辨证分析

冻伤是因寒冷之气侵袭人体所致。身处寒冷环境，因疲劳、饥饿，或创伤失血，或素体气血不足，身体抗寒能力下降，或静止不动，逾时过长，气血失于流通，受寒冷侵袭，耗伤阳气，肢体失于温煦，血脉不畅，气血凝聚，而成冻伤。此外，暴冷着热，或暴热着冷，冷气与火气搏结，也可导致气血凝滞，而坏烂成疮。

（三）证候分类

1. 寒凝血瘀证

【临床表现】麻木冷感，肤色青紫，肿胀结块，灼痛瘙痒，手足清冷，舌淡苔白，脉沉或沉细。

【治法】温经散寒，祛瘀通脉。

【方药】

（1）主方

当归四逆汤加味。当归 9 克，桂枝 12 克，赤芍 9 克，细辛 6 克，木通 9 克，炙甘草 3 克，大枣 9 克，丹参 15 克，生姜 9 克，红花 9 克。水煎加适量黄酒温服，每日 1 剂。

（2）中成药

①少腹逐瘀丸。每次 6 克，每日 2 次，温黄酒送服。

②生化汤丸。每次 9 克，每日 2 次，温黄酒送服。

（3）单方验方

芫花甘草煎。甘草 9 克，芫花 9 克。加水 2000 毫升煎煮，药液洗浴冻伤部位。每剂洗 3~5 次，每日 3 次，有坏死创面仍可洗浴，洗后用黄连纱条换药。

2. 寒凝血虚证

【临床表现】麻木冷痛，暗红漫肿，或有水泡，感觉迟钝，或消失，神疲体倦，形寒畏冷，面色少华，脉细弱或沉迟。

【治法】补养气血，温通血脉。

【方药】

（1）主方：人参养荣汤加减。党参15克，炒白术9克，炙黄芪15克，肉桂3克（焗服），当归9克，熟地黄15克，茯苓12克，生姜9克，大枣9克，炙甘草3克，鹿角胶9克（烊化）。水煎加适量黄酒调服，每日1剂。

（2）中成药：人参养荣丸。每次9克，每日2次，温黄酒送服。

3. 寒化热毒证

【临床表现】冻损疮破，疮面溃烂，流脂溢脓，四周红肿，疼痛加重，或伴发热，舌红苔黄脉数。

【治法】清热解毒，活血止痛。

【方药】

（1）主方：四妙勇安汤加味。金银花9克，甘草6克，当归9克，玄参9克，蒲公英15克，生黄芪15克，紫花地丁12克，连翘9克，薏苡仁9克，木通9克。水煎服，每日1剂。

（2）中成药：连翘败毒丸。每次10克，每日3次，温开水送服。

4. 寒盛阳衰证

【临床表现】时时振寒，四肢厥冷，踡卧嗜睡，感觉麻木，肢末冷痛，面色苍白，舌质淡紫，脉沉微。

【治法】回阳救逆，温通血脉。

【方药】

（1）主方：四逆加人参汤。制附子 9 克，干姜 9 克，炙甘草 6 克，人参 6 克（另炖服）。水煎服，每日 1 剂。

（2）中成药：四逆汤口服液。每次 20 毫升，每日 3 次，口服。

5. 寒气入脏证

【临床表现】神识迟钝或知觉全无，四肢厥逆，甚而僵直，唇甲青紫，面色青灰，或瞳孔散大，呼吸气微，脉微欲绝，或六脉全无。

【治法】回阳固脱，散寒通脉。

【方药】

主方：参附龙牡救逆汤加味。人参 6 克（另炖），制附子 9 克，龙骨 30 克，牡蛎 30 克，老葱头 9 克，生姜 9 克，大枣 9 克。水煎急服，待阳回脉起后，按寒盛阳衰证治疗。必要时宜辅助温溶液（不超过 37℃），如葡萄糖、右旋糖酐 40 等静脉输入，以及吸氧、使用强心剂等措施。

（四）其他疗法

1. 外治法

（1）现场急救。首先将伤员迅速撤离寒冷环境，终止致伤源；脱去病者冰冷潮湿的衣服鞋袜，动作要轻，切忌强行撕脱。同时积极进行保温和复温治疗。可将患者置入 40℃ ~42℃温水中浸浴，至肢体接近正常体温为止，并根据情况，辅以西医抢救治疗。

（2）冻伤未溃的外治。轻症冻伤，可用红灵酒或生姜汁轻柔按摩患处，每日 2~3 次。冻伤有剧痒者，可用冻伤未溃药水外搽患部，每日 2~3 次。局部有水泡或血泡者，可用注射器抽尽液体或挑破，继以红油膏外贴。一般可用冻疮膏或阳和解凝膏外涂。

（3）冻伤已溃的外治。溃烂面积小者，可用马勃膏或生肌玉红膏外敷，或按一般溃疡处理。溃烂面积大，坏死组织脱落干净，肉色鲜而红活者，可及时植皮消灭创面，保护肢体功能；或以生肌象皮膏等生肌收口药外敷。局部坏死严重，骨脱筋连者，待其分界清楚时，可行截肢（指、趾）术，但必须十分慎重。

2. 饮食疗法

（1）当归生姜羊肉汤。当归 100 克，生姜 150 克（去皮打裂），羊肉 500 克，黄酒 500 毫升，加水 500 毫升，置砂锅内同煮至肉烂熟，分 4 次食肉饮汤。冬季常服可预防冻伤。

（2）大蒜煲牛肉。大蒜 250 克（去皮衣），牛肉 500 克（切块），调料适量。起油锅放入大蒜炒香后与牛肉同放入砂锅内，加水适量，用武火烧开后，改用文火，煲至牛肉熟烂，调味即成。冬季常服可预防冻伤。

3. 预防调护

（1）加强冬季防寒工作，改善防寒设施。

（2）坚持冬季长跑运动，增强身体耐寒能力。

（3）冬令注意手、足、耳、鼻等暴露部位的保暖，尤其是野外作业者，鞋袜不要过紧，注意保持干燥，潮湿后及时更换，衣着应温暖、松紧适度。

（4）受冻部位严禁火烘或热烫，全身性冻伤者切忌暴热复温。

（5）全身性冻伤者需保持病室温暖，并嘱患者少量饮酒，或给予姜糖等热饮料。

（6）不要碰伤受冻部位，注意保持清洁、干燥，免受污染，未溃发痒时，切忌用手搔破。

破伤风

破伤风是因皮肉破伤，风毒之邪乘虚侵入，传播经络而引起的一种以发痉为主要症状的外伤性疾患。其中，由外伤所致者，称为金创痉；见于产后者，称为产后痉；新生儿断脐所致者，称为脐风摄口。本病与现代医学病名一致。

（一）诊断要点

破伤风多有开放性创伤史。潜伏期一般为1~2周。前驱症状：乏力、头晕、头痛、嚼肌紧张，继而依次面部、颈项、躯干、四肢肌肉痉挛，张口困难，面部呈哭笑状。全身肌肉阵发性抽搐，可呈角弓反张，有时可发生喉痉挛，严重者呼吸困难或窒息。高热、白细胞计数升高。光线、声响、震动等刺激可诱发抽搐发作。少数病例可有局部型破伤风，表现为创伤附近或伤肢肌肉强直痉挛，不遍及全身。潜伏期长，症状较轻。需与化脓性脑膜炎、狂犬病加以鉴别。

（二）辨证分析

破伤风是皮肉破伤，或因外疡溃而未合，风毒之邪乘虚侵袭经络，渐传入里所致。具有发病急骤，以全身肌肉强直性痉挛和阵发性抽搐为典型症状的特点。风毒之邪自创口侵入，先着肌腠筋脉，次传经络，严重者陷里入脏。邪在表者，营卫不和，筋脉拘急不舒；邪入诸阳之经，腰背反折，口噤不开；传里入脏，则随其所入脏腑而产生不同的病理变化。肝为风木，主系诸筋，风毒入脏，同气相求，必动肝风，角弓反张；脾主四肢，风毒传脾，四肢抽搐；阳明总宗筋之会，上夹于口，风毒入胃，口噤不开；肺主诸气为清肃之脏，风毒入肺，降无权，痰涎壅盛；心为五脏之主，血脉所系，风毒之邪内陷于心，神有无所主而昏迷，血脉散乱而正气欲脱。如果调治得法，正气振复，风邪转出，则病渐有转机而愈。

（三）证候分类

1. 轻证

【临床表现】外伤数日后，四肢乏力，头昏头痛，颈项拘急，略有寒热，张口不利，咀嚼无力，神识清醒，舌苔白腻，脉浮带数。

【治法】疏风解表，解毒定痉。

【方药】

（1）主方

玉真散加味。胆南星 12 克，防风 12 克，白芷 9 克，天麻 9 克，羌活 9 克，白附子 6 克，蝉蜕 6 克，葛根 15 克，红蓖麻根60克。水煎服，每日1剂。

（2）中成药

①玉真散。每次6克，每日2次，热陈酒少量调服。

②保安万灵丸。每次6克，每日1~2次，温开水送服。

③撮风散。每次0.3~0.5克，每日3~4次，温开水调服。适用于新生儿破伤风。

（3）单方验方

①红蓖麻根。鲜红蓖麻根120~240克，加水1500毫升，约煎10分钟。每日1剂，分2次服。

②乌梅丸。乌梅30克，细辛4克，桂枝10克，党参10克，干姜10克，川椒6克，当归6克，全蝎6克，附子9克，黄柏9克，黄连5克，蜈蚣3条，葛根15克。水煎服，每日1剂，分3次。

③大麻皮。大麻皮120克，烧存性，研粉末，分为4份。每用1份，加适量黄酒（或白酒）调冲，再以温开水送服，服后盖被取汗，每日2~3次。

④四味驱风汤。玉竹草（即河边哨子草，以全草入药）30克，五爪风（即蛇含草）20克，车前草20克，蜈蚣10克。煎水频饮，每日1剂。

2. 较重证

【临床表现】病势较缓，伤后10日以上发病。牙关紧闭，张口困难，尚能吞食，苦笑面容，颈项强直，身骨疼痛，四肢时有抽搐且每日3~4次，大便秘结，小便不利，舌苔微黄，脉弦紧。

【治法】祛风解毒，通络定痉。

【方药】

（1）主方

五虎追风散。蝉蜕 30 克，天南星 6 克，天麻 6 克，全蝎 7 个（带尾），僵蚕 7 条（炒），朱砂 1.5 克（冲服，小儿 0.6 克），水煎加黄酒 60 克为引，温服，每日 1 剂。仍有表证者，加荆芥 9 克、防风 15 克。痉挛甚者，加干地龙 12 克、蜈蚣 3 条。

（2）中成药

①五虎追风散。每次 3~6 克，每日 2~3 次，温黄酒调服。

②止痉散。每次 1.5~3 克，每日 1~2 次，温开水调服。

3. 重证

【临床表现】病势发展快，多在伤后 7 日左右发病，牙关紧闭，角弓反张，抽搐频作，呼吸迫促，痰涎壅盛，发热汗多，口渴便秘，小便短赤。舌红苔黄，脉沉紧或弦数。

【治法】平肝熄风，镇痉解毒。

【方药】

主方：木萸散加减。木瓜 15 克，吴茱萸 6 克，天麻 9 克，防风 12 克，蜈蚣 3 条（焙黄研末冲服），蝉蜕 15 克，炙僵蚕 9 克，胆南星 9 克，朱砂 0.9 克（吞服），钩藤 15 克，白芍 30 克。水煎口服或鼻饲，每日 1 剂。

4. 极重证

【临床表现】发病迅猛，多在伤后 7 日之内，角弓反张，抽搐须臾即作，面色青紫，气息如绝，汗出如油，或高热昏迷，脉浮大而数，或散乱，或沉而无根。

【治法】扶正救脱，回阳固阴。

【方药】

（1）主方：参附汤合生脉散。人参6克（另炖），熟附子12克，麦冬9克，五味子6克，大枣9克，生姜9克。水煎灌服或鼻饲，待阳回脱止后，继按重证论治。

（2）中成药：生脉注射液。每次2~4毫升，肌内注射；或每次10~20毫升，加入5%葡萄糖注射液中以2∶1比例静脉推注。

5. 正虚邪留证

【临床表现】身有微热，时而汗出，四肢乏力，骨节酸胀，偶发拘急，或肌表有蚁行之感，气短头昏，或口渴欲饮，苔薄黄，脉虚数或细而无力。

【治法】补养气血，佐以通络。

【方药】

（1）主方

①当归地黄汤加减。当归9克，熟地黄15克，白芍15克，川芎9克，党参30克，黄芪30克，木瓜9克，路路通9克，竹茹9克，丝瓜络12克，防风9克，白芷9克。水煎服，每日1剂。

②阴液亏损者，用增液汤加味。元参9克，生地黄12克，麦冬9克，北沙参30克，金石斛克，木瓜9克，葛根15克，丝瓜络12克，玉竹9克。水煎服，每日1剂。

（2）中成药

①归芪丸。每次9克，每日2次，温开水送服。

②生脉饮。每次10毫升，每日3次，口服。

③两仪膏。每次9克，每日3次，口服。

（3）单方验方

木萸散加味。木瓜 20 克，吴茱萸 15 克，防风 10 克，藁本 10 克，全蝎 6 克，僵蚕 8 克，天麻 8 克，桂枝 8 克，蝉蜕 12 克，白疾藜 1 克，朱砂 1 克（冲），猪胆 1 个（炖冲）。水煎服，每日 1 剂。伤津烦渴者，加西洋参 8 克、麦冬 10 克；气血虚弱者，加生地 15 克、熟地 15 克、黄芪 15 克。

（四）其他疗法

1. 外治法

处理伤口是排除毒素来源的有效措施。伤口已结痂者，宜剪去痂皮，外敷玉真散。伤口有感染而引流不畅者，应给予清创。清创应在注射破伤风抗毒血清之后，或将抗毒血清加入麻醉药中，在局部浸润麻醉下进行。清创时应彻底清除坏死组织和异物，并用 3% 过氧化氢溶液或 1 ∶ 5000 高锰酸钾溶液冲洗伤口和湿敷，然后按溃疡换药至痊愈。

2. 饮食疗法

（1）葱白黑豆酒。连须葱白 500 克，黑豆 50 克，棉籽 100 克，高粱酒 75 克。棉籽洗净，炒焦，碾碎，过筛去壳备用。葱白洗净，加适量水煎煮，取其汤液备用。酒温热备用。将黑豆洗净，放在炒锅内炒焦，离火，把温酒倒入炒锅，过滤一下，取深色酒液，加入棉籽粉混合，再加入适量葱汤搅成稀饭状，给患者灌服，服后盖上被子发汗。适用于破伤风患者。

（2）河蟹黄酒。大河蟹 1 只，黄酒适量。将河蟹洗净，去壳，捣烂，用黄酒冲服，令出微汗。注意忌食柿子。适用于破伤风患者。

3. 预防调护

（1）平时应注意避免皮肉破伤，对产妇禁止旧法接生。

（2）正确处理伤口，及时施行彻底的清创术，是预防破伤风的有效措施。对创道较深，有粪土等污染的伤口，尤应及时用 1 ∶ 5000 高锰酸钾或 3% 过氧化氢溶液冲洗伤口，清除血块、异物和坏死组织，不致造成局部的缺氧环境。对可疑感染的伤口，须引流通畅，不作缝合。

（3）患者应住单人病室，光线要柔和，尽量避免声、光、风、震动等外界刺激。必要的治疗与护理，宜集中在一定的时间内进行。

（4）注意保持呼吸道通畅，呼吸困难或窒息时，应立即行气管切开术。

（5）严格隔离消毒，伤口换药器械应严格消毒，换下的敷料应焚毁。

水火烫伤

水火烫伤是燃烧物及灼热的液体、固体、气体及电流等直接作用于人体，引起肌肤的烫伤或烧伤，甚至火毒内攻脏腑。损伤的面积和程度与温度及作用时间有关。以伤处红肿灼痛、起泡、结焦痂，伴发热烦躁，口干尿黄，甚至神昏等为主要表现，相当于烧伤。

（一）诊断要点

1. 有史可查

有明确的沸水、火焰等损伤史可查。

2. 分类方法

按三度四级分类法，记录烧伤深度及百分比。

（1）Ⅰ度（红斑）。轻度红、肿、热、痛，感觉过敏，不起水疱，表皮干燥。

（2）Ⅱ度（水疱）。浅Ⅱ度，剧痛，感觉过敏，温度增高，有水疱，基底潮湿，呈均匀红色，水疱明显；深Ⅱ度，痛觉迟钝，水疱或有或无，揭去表皮，基底干燥苍白，有小出血点，水肿明显。

（3）Ⅲ度（焦痂）。感觉消失，无弹力，坚硬如皮革样，蜡白、焦黄或炭化，干燥后可见皮下筋脉阻塞如树枝状。

3. 检查要点

应根据病情作血常规、血糖、脓液培养细菌与药敏等检查。

（二）辨证分析

水火烫伤是强热侵害人体，以致皮肉灼伤腐烂而成。轻者仅皮肉损伤，不影响脏腑。严重者不仅皮肉损伤，而且火毒炽盛，伤及体内阴液，或热毒内攻脏腑，以致脏腑不和，阴阳失衡，产生诸多变证，甚至危及生命。大面积的重度烧伤，有显著的全身表现。其全身症状的出现，可随病情的发展而变化。火为阳邪，易伤阴液。烧伤早期，热伤津液，可表现为津伤燥热，出现口渴喜饮、咽干唇燥、大便干结、小便短赤等津伤之症。津液脱失，火热耗气，气阴两伤，则见神疲乏力、烦渴引饮、面色无华、舌红而干。阴津被竭，阳无所附，阴竭阳脱，可出现体温反低、四肢厥冷、汗出淋漓、神志淡漠、面色苍白、脉微细促等阴阳离决的危重症候；中期由于火热之毒传里，或因火疮酿脓败坏，疮毒陷里，内攻脏腑，可见壮热烦渴、躁动不安、口干唇燥、便秘尿赤等热毒炽盛的症状，或出现有关脏腑功能衰败之见症；后期虽邪热渐退，由于火热所伤，阴液未复，气血被耗。

（三）证候分类

1. 火热伤津证

【临床表现】发热，口干渴饮，咽干唇燥，大便干结，小便短赤。舌红、苔黄或黄糙而干，脉数或弦细而数。

【治法】清热解毒，养阴生津。

【方药】

（1）主方

白虎汤加减。生石膏 30 克（打碎），知母 9 克，甘草 6 克，金银花 12 克，生地黄 15 克，金石斛、黄芩、麦冬、连翘、玄参、栀子各 9 克，北沙参 15 克。水煎服，每日 1 剂。

（2）中成药

①连翘败毒丸。每次 9 克，每日 2 次，温开水送服。

②清胃黄连丸。每次 9 克，每日 2 次，温开水送服。

（3）单方验方

①烫伤液。鸡蛋 1 个，冰片 3 克。在鸡蛋上叩打一小孔，

使蛋清流入碗中；再将冰片研细入内，加少量麻油拌匀即成。创面常规处理后，用消毒棉签蘸取烫伤液涂于患处，每日 3~4 次。

②虎杖粉。虎杖根适量，研为极细末，用麻油调成糊状，消毒后涂于伤面。

③西瓜蜜汁。自然西瓜汁适量，蜂蜜适量。以大量自然西瓜汁加入适量蜂蜜调服，少量频饮。

2. 气阴两伤证

【临床表现】神疲乏力，面色无华，眼眶凹陷，烦渴引饮，小便短少，舌红而干，脉细数无力。

【治法】益气养阴，清热生津。

【方药】

（1）主方

生脉散加味。党参 30 克，麦冬 15 克，五味子 6 克，金石斛 9 克，金银花 9 克，生地黄 15 克，知母 9 克，天花粉 12 克，北沙参 30 克，甘草 6 克，白芍 9 克。水煎服，每日 1 剂。

（2）中成药

①生脉饮。每次 10 毫升，每日 3 次，口服。

②生脉片。每次 8 片，每日 3 次，温开水送服。

3. 阴伤阳脱证

【临床表现】神智淡漠或昏昏欲睡，面色苍白，呼吸短促，体温反低，四肢厥冷，汗出淋漓，脉微细欲绝或虚大无力。

【治法】回阳救逆，固护阴液。

【方药】

（1）主方

参附汤合生脉散。人参 6 克（另炖），生附子 9 克（先煎），麦冬 12 克，五味子 6 克。水煎待温急服。汗出淋漓者，加煅龙骨 30 克、煅牡蛎 30 克。

（2）中成药

①四逆汤口服液。每次 20 毫升，每日 3 次，口服。

②生脉注射液。肌内注射每次 2~4 毫升，静脉注射每次 20~40 毫升加入 5% 葡萄糖液，以 2 ∶ 1 比例混合。

4. 火毒内陷证

【临床表现】壮热烦渴，躁动不安，口干唇焦，大便秘结，小便短赤。舌质红或红绛而干，苔黄或黄糙，或焦干起芒刺。热毒传心则烦躁不宁、神昏谵语；传肺则呼吸气粗、鼻翼煽动、咳嗽痰鸣、痰中带血；传肾则尿闭浮肿或血尿；传肝则痉挛抽搐、头摇目窜；传脾则腹胀便秘，或便溏黏臭而频，或呕血便血。

【治法】清营凉血解毒。

【方药】

（1）主方

清营汤合黄连解毒汤加减。水牛角 30 克（剉末先煎），鲜生地黄 30 克，丹参 12 克，牡丹皮 9 克，元参 9 克，麦冬 12 克，金银花 12 克，连翘 9 克，黄连 9 克，生栀子 9 克，黄芩 9 克，甘草 6 克，赤芍 9 克。水煎服，每日 1 剂。

（2）中成药

①新雪丹。每次 1.5 克，每日 2 次，温开水送服。

②新方安宫丸。每次 5 克，每日 3 次，温开水送服。

5. 脾胃虚弱证

【临床表现】饮食日减，口舌生糜，口干少津，嗳气呃逆，或腹胀便溏。舌红而干，光剥无苔或舌淡胖，苔白，脉细数或细弱。

【治法】调理脾胃。

【方药】

（1）主方

益胃汤加减。沙参 15 克，麦冬 9 克，玉竹 9 克，生地黄 9 克，西洋参 9 克（另炖服），金石斛 6 克，山药 12 克，扁豆 15 克，野蔷薇 9 克。水煎服，每日 1 剂。嗳气呃逆者，加竹茹 9 克、制半夏 9 克、柿蒂 9 克。

（2）中成药

①参术健脾丸。每次 9 克，每日 2 次，温开水送服。

②参苓白术丸。每次 9 克，每日 2 次，温开水送服。

6. 气血两虚证

【临床表现】低热或不发热，形体消瘦，面色少华，神疲乏力，食欲不振，夜卧不宁，自汗盗汗，创面皮肉难生，舌质淡，苔薄白或薄黄，脉虚数。

【治法】调补气血。

【方药】

（1）主方

八珍汤加减。党参 15 克，生黄芪 15 克，白术 9 克，当归 9 克，白芍 9 克，熟地黄 15 克，茯苓 9 克，金银花 9 克，陈皮 6 克，谷芽 15 克，炙甘草 6 克。水煎服，每日 1 剂。

（2）中成药

①八珍丸。每次 18 克，每日 2 次，温开水送服。

②人参归脾丸。每次9克，每日2次，温开水送服。

③九转黄精丹。每次9克，每日2次，温开水送服。

（3）单方验方

①血复康。黄芪、熟地黄、何首乌、当归、灵芝各15克。制成片剂，每日3次，每次6片。

②收口散。制炉石30克，熟石膏60克，煅龙骨20克，青黛12克，黄芪6克，轻粉6克，枯矾6克，冰片4克。共研成极细末，清创后均匀撒于创面。适用于烧伤后期残留溃疡。

（四）其他疗法

1. 外治法

（1）现场急救

①脱离致伤源。尽快排除致伤因素，使病员迅速脱离现场。被酸、碱等化学物质浸湿的衣服应立即脱去，同时用大量清水冲洗创面。被生石灰烧伤时，应先去除石灰颗粒，然后用水冲洗；磷烧伤时，立即用湿布覆盖创面，或将患肢浸入冷水中，忌用油质敷料，以免吸收中毒。

②保护创面。用清洁或消毒被单覆盖创面，避免污染和再度损伤，或就地取用中草药外敷。

③积极抢救危重病员。如呼吸道梗阻时，立即进行气管切开；呼吸心跳停止者，立即进行人工呼吸，心脏按摩；合并大出血者，立即止血；有骨折者，予以简单固定。

（2）清创

清（剃）除烧伤部位及附近的毛发，然后用2%的黄连液，或银花甘草煎液，或38℃左右消毒渗盐水等反复冲洗创面，除去一切污染及异物，包括大水疱和残留上皮。继用消毒纱布吸干创面水分，作创面周围皮肤消毒，按创面深度、大小、部位等选用外治方药。清创时动作要轻快，特别是大面积烧伤的患者，必待其安静、病情稳定后方可施行，且方法力求简捷。病情严重的，必要时，可在清创术后肌内注射破伤风抗毒素1500~3000国际单位，以防发生破伤风。

（3）创面处理

①Ⅰ度、Ⅱ度烧伤。宜解毒消肿，收敛止痛。可用矾冰液纱布湿敷创面，随干随淋湿纱布，每日更换纱布。或用紫草油纱布敷贴创面，外以无菌敷料包扎，每日换药1次。或用安医3号制痂酊，每2~4小时喷洒或外涂1次，待12~24小时结痂后改为每日3~4次,使创面在药痂下愈合。

②深Ⅱ度及Ⅲ度烧伤。宜解毒消肿，祛腐脱痂。可用黄连解毒膏，外以油纱布包扎创面。根据创面有无感染，可隔3~5日或6~7日换药1次，如渗液较多则需每日或隔2~3日换药1次。或用水火烫伤膏敷贴创面，包扎固定，每1~2日换药1次。

③恢复期。宜生肌收口，促进创面早日愈合。可用复方生肌膏，或生肌玉红膏外敷创面，1~2日换药1次。

（4）用药

①大黄黄柏散。大黄、黄柏各100克，香油适量。大黄、黄柏共研细末，过100目筛密封保存。用香油将药粉调成糊状，外敷患处，每日2次。

②烫伤膏。紫草500克，地榆炭250克，冰片50克，

香油2000毫升。将前3味共研细末，加入香油调匀备用。常规消毒后，外涂药膏，覆盖包扎，2~3日换药1次；或采用暴露疗法，创面撒敷药粉。

③清凉膏。当归30克，紫草6克，大黄粉4.5克，香油500毫升，黄蜡120~180克。用香油浸泡当归、紫草3日，再用微火熬至焦黄，离火，去渣滤油，入黄蜡加火熔匀，待冷后加大黄面搅匀成膏，外敷患处，每日1次。

2. 饮食疗法

（1）生地粥。生地50克，粳米100克。先煎生地取汁弃渣，然后放入粳米煮成粥，放适量冰糖。适用于水火烫伤。

（2）绿豆汤。绿豆30~50克，放水中煮成汤，放适量糖，随意饮用。适用于水火烫伤。

3. 预防调护

（1）加强工厂，特别是高温作业区的安全生产教育。加强对化学物品的严格管理与安全用电宣传。严禁儿童玩火，家庭炊具或取暖用具应放在适当之处，谨防小孩弄翻引起烧烫伤。

（2）四肢烧伤的患者应适当抬高患肢；躯干、下肢烧伤者，宜卧床休息；病情较重者，应绝对卧床，并定时翻身，以免创面受压。

（3）做好头、颈、面部及会阴部等特殊部位的烧伤护理，不使用刺激性药物。保护双眼，观察有无气道烧伤。

（4）鼓励患者进食，可用银花甘草汤、西瓜汁、绿豆汤、水果露等，少量频频饮服，以之代茶。多食蔬果、禽蛋、瘦肉之类，忌食辛辣、肥甘、鱼腥等刺激性发物。

脱　肛

脱肛，是直肠黏膜、肛管、直肠全层，甚至部分乙状结肠向下移位，脱出肛外的一种疾病。特点是直肠黏膜及直肠反复脱出肛门外，伴肛门松弛，多见于儿童及老年人。相当于西医的肛管直肠脱垂。

（一）诊断要点

（1）病因

常见于体虚的小儿及老年人，或新产妇，或有长期泻痢、咳嗽等病史，或有内痔环切手术史。

（2）症状

脱出为本症的主要症状。轻者排便时直肠黏膜脱出，便后可自行还纳；日久逐步发展为直肠全层脱出，除大便时脱出外，甚至咳嗽、行走、下蹲也脱出，须用手推回或卧床休息后方能回纳。如脱出未即时还纳，直肠黏膜充血水肿、出血或糜烂。可伴有肛周皮肤潮湿瘙痒、腰骶及腹部坠胀酸痛。脱出时间稍长，没有及时复位，可造成嵌顿，粘膜由粉红色变为暗紫色，甚至糜烂坏死，肿胀疼痛，体温升高，排尿不畅，里急后重，肛门坠胀疼痛。

（3）分度

①Ⅰ度。直肠粘膜脱出。淡红色，长 2~5 厘米，质软，不易出血，便后可自然回复。

②Ⅱ度。直肠全层脱出。长 5~9 厘米，呈圆锥形，淡红色，表面为环状而有层次的黏膜皱襞，触之较厚，有弹性，便后需用手帮助回复，常伴发肛门松弛。

③Ⅲ度。直肠及部分乙状结肠脱出。长达 10 厘米以上，呈圆柱形，表现有较浅的环状皱襞，括约肌松弛无力。

【注意事项】需与内痔相鉴别。

（二）辨证分析

因小儿气血未旺，发育未全，或因老年气血衰退，或因产育气血双亏，或因久泻久痢、长期咳嗽等，以致中气不足，气虚下陷，不能摄纳升提，肛门松弛，直肠移位而脱出肛外而成。若因手术或外伤损及肛门，肛门失于禁固，也会导致本病。病位在大肠，病因较为复杂，但根本原因是中气不足所致。临床上脱肛以虚证多见。中气不足，气虚下陷，不能提举内脏，气虚肛门固摄无力，则排便或腹压增加时直肠脱出。若脱出后未及时还纳，局部气血郁滞，湿聚热生，则脱出物肿痛并作，里急后重，此时为标实本虚。

（三）证候分类

1. 中气不足证

【临床表现】直肠黏膜或全层脱出，轻重不一，有的便时脱出；有的增加腹压即脱出，黏膜色淡红，黏液不多，里急后重及肛门坠胀疼痛感不明显，伴食纳不佳。舌淡，苔薄白，脉沉细。

【治法】补中益气，固摄升提。

【方药】

（1）主方

补中益气汤加减。党参 30 克，黄芪 30 克，升麻 9 克，柴胡6克，当归9克，白术12克，炙甘草3克，大枣9克，金樱子12克，川续断9克，五倍子12克。水煎服，每日1剂。

（2）中成药

①补中益气丸。每次9克，每日2次，温开水送服。

②人参养荣丸。每次9克，每日2次，温开水送服。

（3）单方验方

脱肛方。使君子肉若干，捣烂，加饴糖适量，制成丸药。每丸3克，每次1丸。另炖瘦猪肉100~150克，取肉汤服用。每3天服丸药和肉汤1次，3次为1疗程。

2. 下焦湿热证

【临床表现】直肠黏膜或全层脱出，灼热肿痛，血性黏液较多，里急后重，排尿不畅，肛门坠胀，疼痛剧烈。舌红，苔黄腻，脉洪数。

【治法】清热利湿，解毒消肿。

【方药】

（1）主方

黄连解毒汤合地榆散加减。黄连6克，黄芩9克，栀子9克，黄柏9克，地榆12克，赤芍9克，甘草3克，苍术9克，泽泻9克，槐花9克，凤尾草15克。水煎服，每日1剂。湿清热退，肿消痛减后，仍以补气升提为治则，参照中气不足证论治。

（2）中成药

①黄连解毒丸。每次10克，每日2次，温开水送服。

②地榆槐角丸。每次9克，每日2次，温开水送服。

（四）其他疗法

1. 外治法

（1）熏洗。可选用苦参汤加石榴皮、明矾、五倍子煎汤熏洗；或用蛇床子、明矾、乌梅、槐花、地榆、防风、葱叶煎汤，先熏后洗，每日 2 次。

（2）敷药。可用马勃、木贼烧灰存性，共研为细末，混合均匀。将药末撒布患处，使之还纳复位。

2. 针灸疗法

（1）体针。取长强、百会、合会、合谷、足三里、承山、阴陵泉、三阴交、八髎等穴，小儿取百会穴用艾卷灸。每次 10 分钟，每日 1 次，7 日为 1 疗程。

（2）耳针。取直肠下端、神门、皮质下，捻转 1~3 秒，留针 30~60 分钟。

（3）梅花针。肛门周围皮肤刺打，以增强括约肌及盆腔肌肉对直肠的支持固定作用。

3. 饮食疗法

（1）炒田螺。田螺 600 克，食油 15 克，黄酒 40 克，盐、酱油、胡椒粉、葱、姜适量。将洗净的田螺用剪刀剪去尖部。锅中倒入油烧热，下田螺翻炒，炒至田螺口上的盖子脱落，加入葱、姜、黄酒、盐、酱油同炒几下，再加适量水焖 10 分钟，加胡椒粉翻匀即出锅，佐餐食。适用于脱肛患者。

（2）郁李仁米粥。郁李仁 30 克，粳米 50 克。郁李仁洗净，纱布包扎，置锅中，加清水 500 毫升，急火煮沸 10 分钟，滤渣取汁，加粳米，急火煮开 3 分钟，改文火煮

30分钟，成粥，趁热分次食用。适用于脱肛患者。

4. 预防调护

（1）卧床休息，保持排便正常，便秘者禁用峻泻药，保持肛门的清洁。

（2）避免久蹲、负重，以及强体力劳动。

（3）经常做提肛运动，增强肛门直肠肌力，预防肛门松弛。方法：取平卧位、坐位，或站立位，做深呼吸运动，有意识地向上提升肛门，然后放松，再收缩，每日2次，每次20下。

第三章　妇科病症诊断

月经过多

月经过多，又称经水过多，指月经量较正常情况明显增多，但不失其一月一行的周期性。如果周期准，血色正常，质地正常，行经天数在七日之内，只有经量偏多的，属正常范围。西医学中排卵型功能失调性子宫出血引起的月经过多，或子宫肥大、子宫内膜异位症引起的月经过多，可以参照本证进行辨证治疗。

（一）诊断要点

月经量明显多于既往，在一定时间内又能自然停止，是诊断本证的主要依据。临床上可以周期正常，或同时兼见周期提前、推后或经期延长。患者多有大病久病，精神刺激，经期、产后感邪或不禁房事史，或宫内节育器避孕史、内分泌疾病史等。出现月经过多的表现后，应进行妇科检查或B超检查，确定有无子宫肌瘤。

（二）辨证分析

月经过多的病因、病机与月经先期大致相同，是气虚统摄无权，血热迫血妄行，或血瘀瘀阻冲任，新血不得归经。应根据月经的色、质，结合脉证，辨别虚、热、瘀。一般月经量多、色淡、质稀，气虚脉证者，为气虚；量多，色紫或深红者，多属血热；量多、色紫暗有块，伴有腹痛者，多为血瘀。治疗时着重辨证止血，目的在于尽量减少出血，防止失血过多。宜用安冲固冲，调经治本之法，慎用温燥走而不守之品，以免动血耗血。

（三）证候分类

1. 血热型

【临床表现】经来量多，色鲜红或深红，质黏稠，夹杂小血块，伴有心烦口渴，大便秘结，小便黄，舌红，苔黄，脉滑数。

【治法】清热凉血，止血调经。

【方药】

（1）主方：保阴煎加味。炒地榆15克，槐花12克，仙鹤草15克，生地黄12克，熟地黄15克，黄芩12克，黄柏9克，白芍15克，山药12克，续断12克，甘草6克。水煎，每日1剂，分2次服。

（2）中成药：紫地合剂。每次10毫升，每日3次。

2. 气虚型

【临床表现】经来量多，色淡红，质清稀，兼见面色苍白，声低懒言，倦怠乏力，心悸怔忡，或小腹空坠。舌淡，脉细弱。

【治法】补气升提，固冲止血。

【方药】

（1）主方

安冲汤加味。升麻9克，白术12克，黄芪15克，生龙骨30克，生牡蛎30克，生地黄12克，白芍15克，海螵蛸30克，茜草15克，续断12克。水煎，每日1剂，分2次服。

（2）中成药

①四君子丸。每次6克，每日3次。

②生脉饮。每次10毫升，每日3次。

3. 血瘀型

【临床表现】经来量多，色紫暗，质稠有血块，伴有腹部疼痛。舌有瘀点或舌质紫暗，脉涩有力。

【治法】活血化瘀，调经止血。

【方药】

（1）主方：桃红四物汤加味。三七9克，茜草根15克，当归12克，熟地黄15克，白芍15克，川芎12克，桃仁15克，红花9克。水煎，每日1剂，分2次服。

（2）中成药：益母草流浸膏。口服，每次10毫升，每日3次。

（四）其他疗法

1. 针灸疗法

多用艾条悬灸隐白、太敦、三阴交、关元等穴位，隐白、太敦也可用小柱直接灸，会有更好的疗效。

2. 饮食疗法

（1）淡菜猪肉汤。淡菜50~100克，瘦猪肉200克，共同煮汤饮服。于月经前服食2~3剂，每日1剂。适用于月经量多。

（2）旱莲茅根粥。旱莲草9克，白茅根9克，粳米60克。将前2味加水5碗煎成3碗，再入粳米煮粥食。于月经期间，每日1剂，连服数日。适用于月经量多。

3. 预防调护

（1）调理情志，避免受到精神刺激。

（2）经期注意休息，不要过度劳累。

（3）饮食多加留意，少食辛辣之物，宜食用营养丰富且易消化的食物。

月经过少

月经过少，也叫作月经滞涩，是指月经周期正常，但经血排出量相对较少，尤甚者点滴即止，或者月经时间仅持续1~2日，都属此症。本证相当于西医学里的性腺功能低下、幼稚子宫、刮宫过深引起的月经量过少。月经过少伴随月经后期者，可发展为闭经。

（一）诊断要点

月经周期正常，经量很少，甚或点滴即净；也有经期缩短不足两天，经量亦少，为本病的诊断要点。本病常为闭经的前驱表现。月经过少可与月经周期异常并见，如月经先期量少或月经后期量少。注意有无失血病史和经期、产后感染史；有无人工流产、诊断性刮宫、宫腔电凝等手术史；有无长期服用某些药物或结核病接触史。如属口服避孕药或肌肉注射避孕针而导致月经过少，则应停药，并可参照本病论治。

（二）辨证分析

月经过少，有虚有实，病因不同，症状各异。一般属于虚证的，大多气短神倦，形体瘦弱，耳鸣目眩，心悸怔忡，饮食减少，脉象虚弱。临证时必须详细审症求因，分别论治。在治疗方面，血虚宜补血，脾虚宜健脾；属于实证的，大多形气有余，或胀或痛，脉必有力。其中当分别血瘀或痰阻，血瘀宜活血行瘀，痰阻宜祛痰渗湿。至于兼寒兼热，夹湿夹郁，见症各有不同，又当随症施治。

（三）证候分类

1. 血虚型

【临床表现】经来量少，或点滴即止，经色淡红，质稀无块，伴有头晕目眩，心悸失眠，皮肤不润，气短无力，面色萎黄。舌淡红，脉细弱。

【治法】补血益气调经。

【方药】

（1）主方

滋血汤。人参12克，山药15克，黄芪15克，茯苓12克，川芎12克，当归15克，白芍12克，熟地黄15克。水煎，每日1剂，分2次服。

（2）中成药

①归脾丸。每次6克，每日3次。

②养血当归精。每次10毫升，每日3次。

（3）单方验方

养血补肾汤。当归、鸡血藤、丹参、炙黄芪、菟丝子、覆盆子、紫河车各15克，川芎、甘草、熟地黄各10克，木香6克。水煎服，每日2次。

2. 肾虚型

【临床表现】经量素少或减少，血色淡暗，质稀，腰酸膝软或足跟痛，头晕耳鸣，失眠多梦，小腹冷痛，小便频数。舌暗红少苔，脉沉细。

【治法】补肾益精，养血调经。

【方药】

（1）主方

当归地黄饮加味。紫河车（冲服）6克，丹参15克，当归12克，熟地黄15克，山茱萸12克，杜仲12克，山药12克，牛膝12克，甘草6克。水煎，每日1剂，分2次服。

（2）中成药

①六味地黄丸。每次6克，每日3次。

②滋肾育胎丸。每次6克，每日3次。

3. 血寒型

【临床表现】经行量少，经色暗红，小腹冷痛，得热痛减，畏寒，四肢厥冷，面色青白。舌质暗，苔白，脉沉紧。

【治法】温经散寒，活血调经。

【方药】

主方：温经汤。人参9克，当归15克，川芎12克，白芍15克，肉桂6克，莪术9克，牡丹皮12克，甘草6克，牛膝12克。水煎，每日1剂，分2次服。

4. 痰湿型

【临床表现】经行量少，血色淡红，质稀或黏腻，形体肥胖，神疲乏力，恶心，或带下量多。舌淡，苔白腻，脉滑。

【治法】健脾化痰，理气调经。

【方药】

主方：苍附导痰丸加减。云苓20克，法半夏12克，陈皮6克，苍术10克，香附子12克，枳壳15克，神曲15克，制南星9克，党参20克，破故纸15克，淫羊藿10克，当归15克。水煎服。

5. 血瘀

【临床表现】经血量少，色暗，夹杂血块，小腹胀痛拒按，血块下后痛减。舌质紫暗或有瘀斑、瘀点，脉细或弦涩。

【治法】活血化瘀，理气调经。

【方药】

（1）主方：通瘀煎。当归尾 15 克，山楂 12 克，香附 15 克，红花 9 克，乌药 12 克，青皮 12 克，木香 9 克，泽泻 12 克。水煎，每日 1 剂，分 2 次服。

（2）中成药：益母丸。每次 1 丸，每日 2 次。

（四）其他疗法

1. 针灸治疗

取关元、中极、肾俞、三阴交、足三里、血海等穴。每次取 3~4 个穴，每穴灸 1~2 壮，灸后留针 5 分钟。每日 1 次，10 次为 1 疗程，经期暂时停止。

2. 饮食疗法

（1）母鸡艾叶汤。老母鸡 1 只，艾叶 15 克。老母鸡洗净切块，和艾叶共煮成汤，分 2~3 次食用。适用于月经过少。

（2）当归羊肉汤。瘦羊肉 250 克，当归 30 克，生姜 15 克，调料、桂皮少许。将羊肉洗净切块，加调料、桂皮、当归、生姜，文火焖煮至烂熟，去药渣，食肉喝汤。于月经前，每日 2 次，连服数日。适用于月经过少。

3. 预防调护

（1）注意做好经期保暖工作，避免受寒。

（2）调理情志，避免产生发怒、忧思等情绪，保持气机畅达。

闭 经

女子年逾18周岁月经尚未初潮，或者已行经而又中断达3个月以上者，称为闭经。妊娠期、哺乳期暂时性的停经，经绝期的绝经或少女初潮后，一段时间内有停经现象等，均属生理现象，不作闭经论。也有妇女由于生活环境的突然改变，偶尔一二次月经不潮，又没有其他不适，亦可暂时不作病论。

（一）诊断要点

停经3个月以上，或年逾18周岁月经尚未初潮，可作为本病的诊断依据。诊断时应排除生理性的停经，尤其是与早孕作鉴别。进行妇科检查或辅以尿妊娠化验，便可明确诊断。确诊闭经后，应详细了解病史，并作有关检查，尽量找出闭经的原因及病位。由于各自的医疗设备条件不同，有些检查可能是无法做到的。但除妇科检查外，还可先检查双乳头有无溢乳。如有自动溢乳或挤压后溢乳，则可诊断为闭经—溢乳综合征，为辨证提供了可靠的临床资料，并可简化检查手段。

（二）辨证分析

导致闭经的病因有外感邪气、内伤七情、饮食劳倦、房劳多产、跌仆损伤、先天禀赋等，致病因素多样，病机错综复杂，大体可分为虚实两种：虚者血虚精少，血海空虚，无血可下；实者冲任阻滞，脉道不通，经血不得下行。闭经辨证首分虚实。一般而论，原发性闭经，正常女子年逾十八尚无月经初潮，或已有月经或生育或人流过多，出现月经后期、稀发、过少，进而逐渐停闭不来者，多属虚证或虚中夹实证；如以往月经正常而突然停经者，常为实证闭经。闭经的治疗原则，虚者补而通之。因肾阴是月经的主要化源，血是月经的物质基础，故滋肾、益阴、养血乃调治闭经之要者。由于月经有周期月节律，每月节律中又有肾阴阳、气血的消长规律，故现代对虚证闭经的治疗有“中药周期疗法”或“三补一攻法”等。实证闭经则泻而通之；至于虚实兼夹者，又需根据病情和月经期的不同时间，灵活运用攻补兼施。此外，还有因他病而致经闭者，又当先治他病，病愈则经可调矣。

（三）证候分类

1. 气血虚弱型

【临床表现】月经逐渐后延，量少渐至经闭，色淡质薄，面色苍白或萎黄，头晕目眩，心悸气短，神疲乏力，食欲不振。舌淡、苔少或薄白，脉沉细弱。

【治法】补气养血调经。

【方药】

（1）主方：人参养荣汤加减。党参 20 克，北黄芪 15 克，白术 15 克，云苓 20 克，当归 15 克，白芍 15 克，熟地黄 20 克，远志 6 克，五味子 9 克，何首乌 20 克，鸡血藤 30 克，香附子 12 克。水煎服。

（2）中成药：补血调经丸（片）。每次 1 丸，每日 3 次；或每次 3 片，每日 3 次。

2. 肝肾亏损型

【临床表现】月经停闭，面色晦暗，耳鸣腰酸，神疲力倦，伴见头晕，午后潮热盗汗，五心烦热，夜尿频多，形体消瘦，肢冷畏寒。舌淡红或红，苔少，脉细涩或细弦。

【治法】补肾养肝调经。

【方药】

（1）主方：归肾丸加减。当归 15 克，熟地黄 20 克，菟丝子 20 克，山萸肉 15 克，山药 30 克，枸杞子 15 克，云苓 20 克，川杜仲 15 克，肉苁蓉 15 克，何首乌 20 克，丹参 15 克，香附子 12 克。水煎服。

（2）中成药：滋肾育胎丸。每次 6 克，每日 3 次。

3. 痰湿阻滞型

【临床表现】月经延后，经量少，色淡，质黏腻，形体肥胖，胸闷呕恶，纳少痰多，神疲倦怠，气短乏力，带下量多色白。舌淡胖，苔白腻，脉沉细滑。

【治法】豁痰湿，补肾脾，益气血。

【方药】

主方：启宫丸合归芪调经汤加减。法半夏 12 克，香附子 15 克，苍术 15 克，陈皮 6 克，神曲 15 克，云苓 30 克，川芎 10 克，当归 30 克，黄芪 30 克，淫羊藿 15 克，菟丝子 30 克。水煎服。

4. 气滞血瘀型

【临床表现】月经停闭不行，胸胁、乳房胀痛，精神抑郁，小腹胀痛，烦躁易怒。舌质暗或有瘀点，脉弦细涩。

【治法】理气活血，化瘀通经。

【方药】

（1）主方：血府逐瘀汤加减。桃仁15克，川红花9克，当归20克，川芎10克，赤、白芍各15克，生地黄15克，柴胡10克，牛膝20克，鸡血藤30克，香附子10克，益母草30克。水煎服。

（2）中成药：云南白药。每次0.5~1克，开水送服，每日3次。适用于气滞血瘀型。

（四）其他疗法

1. 饮食疗法

（1）艾叶鸡蛋。艾叶9克，生姜15克，鸡蛋2个。将3味放入砂锅加水同煮，鸡蛋熟后去壳取蛋，放入砂锅内再煮片刻，调味后饮汤食蛋。每日1次，每月连服5~6日。适用于闭经。

（2）鸡血藤煲鸡蛋。鸡血藤30克，鸡蛋2个。加热同煮，蛋熟后去壳再煮片刻，加白糖少许调味，饮汤食蛋。每日1次，连服10日。适用于闭经。

2. 预防调护

（1）养成良好的生活习惯，保持膳食合理、营养均衡，平时适当参加运动，做到劳逸结合，提高身体的抵抗力。

（2）因器质性因素引起的闭经，应找出相应的病因进行治疗。

痛 经

妇女正值经期或经行前后，出现周期性小腹疼痛，或痛引腰骶，甚至剧痛晕厥者，称为痛经，又叫经行腹痛。西医将痛经分为原发性痛经和继发性痛经。原发性痛经又称功能性痛经，此类痛经者生殖器官无器质性病变。继发性痛经是由盆腔器质性疾病如子宫内膜异位症、子宫腺肌病、盆腔炎、宫颈狭窄等所引起的痛经。原发性痛经以青少年女性多见，继发性痛经则常见于育龄期妇女。

（一）诊断要点

有伴随月经周期规律性发作的以小腹疼痛为主症的病史，或经量异常、不孕、放置宫内节育器、盆腔炎等。同时，注意有无精神过度紧张、过度劳累、受冷、生活习惯改变等因素的影响。疼痛一般发生在行经前 1~2 日或行经的第 1~2 日，随后逐渐减轻或消失，偶有延至经净或经净后始发生疼痛，但在 1~2 日内疼痛可自行消失。疼痛程度轻重不等，一般无腹肌紧张或反跳痛，经血排出流畅时可自行缓解。功能性痛经，盆腔器官无器质性病变；器质性痛经，生殖器官有异常变化。应注意与阑尾炎、卵巢囊肿、异位妊娠、小产等作鉴别。

（二）辨证分析

痛经是“因经而痛”，故痛经的发生，是致痛病因与月经期或其前后，机体内气血剧烈变化这一特殊的内环境相结合，导致气血运行不畅，“不通则痛”或“不荣则痛”。临床常见的病因病机有：气滞血瘀，寒凝胞中，湿热下注，气血虚弱和肝肾不足等。痛经辨证首辨虚实，以实证为多见。可根据痛经发生的时间，痛的性质、部位以及痛的程度，结合月经的期、量、色、质及兼证舌脉，辨其寒、热、虚、实。一般在经前、经时小腹剧痛，经色紫暗有块者属实，经后小腹绵绵作痛，经色淡者属虚；绞痛、冷痛者属寒，灼痛者属热。痛经的治疗原则以调理冲任气血为主。根据不同的证型，灵活运用疏肝理气、活血化瘀、温经散寒、清热除湿、调补气血、滋肾养肝等疗法，并要掌握“因经而痛”这一时间特点，以经前一周至来经一二天为最佳治疗时间，同时还要按照“急则治其标，缓则治其本”，标本兼顾，坚持治疗数月，可望治愈。

（三）证候分类

1. 气血虚弱型

【临床表现】经时或经后小腹隐隐作痛，或小腹及阴部空坠、喜按。或月经推后，经量少，经色淡，质稀。面色白无华，神疲乏力。舌质淡，苔薄白，脉弦细弱。

【治法】补气养血，调经止痛。

【方药】

（1）主方：黄芪建中汤加味。当归 12 克，党参 12 克，黄芪 15 克，白芍 15 克，桂枝 12 克，炙甘草 9 克，生姜 3 片，大枣 5 枚。水煎，每日 1 剂，分 2 次服。

（2）中成药：乌鸡白凤丸。每次 1 丸，每日 2~3 次，开水送服。

2. 气滞血瘀型

【临床表现】经来小腹胀痛，或阵发性绞痛难忍，坐卧不安，恶心呕吐，肢冷汗出，甚或晕厥。或经前胸胁、乳房胀痛，烦躁易怒。经行不畅，经色紫暗有块，块出痛减，或有膜样物排出后疼痛缓解。舌质紫暗或舌尖边有瘀斑，苔薄白，脉弦细或弦滑。

【治法】理气活血，化瘀止痛。

【方药】

主方：膈下逐瘀汤。当归 15 克，川芎 12 克，桃仁 12 克，红花 9 克，赤芍 9 克，五灵脂 9 克，牡丹皮 12 克，延胡索 12 克，香附子 15 克，乌药 6 克，枳壳 12 克，甘草 6 克。水煎，每日 1 剂，分 2 次服。

3. 寒凝胞中型

【临床表现】经行小腹冷痛或绞痛，得热则痛减。月经推后，经量少，经色暗，有小血块，面青唇白，形寒肢冷，便溏。舌质青紫，苔白，脉沉紧。

【治法】温经散寒，化瘀止痛。

【方药】

主方：少腹逐瘀汤加减。小茴香 10 克，延胡索 15 克，五灵脂 9 克，蒲黄 9 克，当归 15 克，川芎 10 克，干姜 5 克，肉桂 5 克（焗服），赤芍 15 克，没药 12 克，益母草 30 克，艾叶 15 克。水煎服，或留渣再煎，每日 1 剂。

4. 湿热下注型

【临床表现】经前或经期小腹疼痛，拒按，伴腰骶胀痛。多为平时下腹胀痛不适，经期加剧，或有低热起伏或小腹灼热感，白带较多，色黄质稠，有臭气。舌质红，苔黄或腻，脉弦数。

【治法】清热除湿，化瘀止痛。

【方药】

主方：清热调血汤加减。当归 15 克，川芎 10 克，白芍 15 克，生地黄 10 克，川黄连 9 克，香附子 12 克，桃仁 15 克，川红花 9 克，莪术 12 克，延胡索 6 克，牡丹皮 15 克，七叶莲 15 克，丹参 20 克。水煎服，每日 1 剂。

5. 肝肾不足型

【临床表现】经水将净或经后小腹绵绵作痛，腰膝酸软。月经后推，经色淡暗量少，质稀薄，或头晕耳鸣，或潮热，眼眶黯。舌质红少苔，脉细弱。

【治法】滋肾养肝止痛。

【方药】

（1）主方：调肝汤。当归 12 克，白芍 15 克，山茱萸 12 克，巴戟天 12 克，甘草 6 克，山药 15 克，阿胶 9 克。水煎，每日 1 剂，分 2 次服。

（2）中成药：乌鸡白凤丸，每次 1 丸，每日 2~3 丸，开水送服。

（四）其他疗法

1. 饮食疗法

（1）姜枣红糖汤。干姜、大枣、红糖各 30 克。将大枣去核洗净，干姜洗净切片，加红糖同煎汤服。每日 2 次，温热服。适合痛经患者。

（2）山楂葵籽汤。山楂50克，葵花籽仁50克，红糖100克。将山楂洗净，连同葵花籽仁放入锅内，加水适量，用小火炖煮，将成时，加入红糖，再稍煮即成汤。行经前2~3日服用。适合痛经患者。

2. 预防调护

（1）一般在月经来潮前1周开始治疗至经行停止。

（2）平时应加强锻炼，增强体质，注意劳逸结合，消除对月经的恐惧及紧张情绪。

（3）月经期应避免剧烈运动，忌食生冷酸涩食物，注意经期卫生。

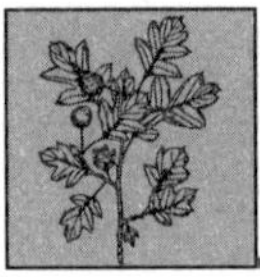

第四章　儿科病症诊断

积　滞

积滞，又称食积，是因小儿喂养不当，内伤乳食，停积胃肠，脾运失司所引起的一种小儿常见的脾胃病证。临床以不思乳食，腹胀嗳腐，大便酸臭或便秘为特征，常在感冒、泄泻中合并出现。脾胃虚弱、先天不足及人工喂养的婴幼儿容易反复发病。少数患儿积滞日久，迁延失治，脾胃功能严重受损，导致小儿营养和生长发育障碍，形体日渐羸瘦，与西医学消化不良相近。

（一）诊断要点

以乳食不思或少思，脘腹胀痛，呕吐酸馊，大便溏泄，臭如败卵或便秘为特征。可伴有烦躁不安，夜间哭闹，或有发热等。有伤乳、伤食史。大便检查可见不消化食物残渣或脂肪球。应与厌食相鉴别。

（二）辨证分析

小儿脾常不足，肠胃嫩弱，如乳食不节，喂养不当，易伤饮食，较大儿童或过食厚味生冷之品，均可损伤脾胃，以致乳食宿久停滞不消而成积滞。胃为水谷之海，脾气磨而消之，胃气和调则乳食消化，如小儿脾胃虚弱，运化失职，则难于腐熟水谷，如乳食不当，则易致停蓄不消，形成脾虚夹积之候。积滞的治疗原则应以消食导滞为主。乳食内积多表现为实证，应佐以清热通腑之剂，而素体脾虚则以虚证寒证为主，佐以健脾益气之品。

（三）证候分类

1. 乳食壅积型

【临床表现】患者夜卧不安，烦躁多啼，食欲不振，或呕吐酸馊乳食，腹部胀实，或时有腹痛，大便酸臭或臭秽，或伴低热。舌苔厚腻，脉象弦滑，指纹紫滞。

【治法】消乳消食，导滞和中。

【方药】

（1）主方：保和丸加减。山楂 10 克，神曲 10 克，谷、麦芽各10克，陈皮6克，法半夏6克，茯苓10克，砂仁3克（后下），香附6克，布渣叶10克。水煎服，每日1剂。

（2）中成药：保和丸。口服，每次3~6克，每日2~3次。

（3）单方验方：藿香三仙汤。藿香10克，陈皮6克，焦山楂15克，焦建曲15克，焦麦芽15克，莱菔子10克，枳实10克，厚朴10克，木香4克，姜半夏10克。水煎服，每日1剂。

2. 脾虚夹积

【临床表现】面色萎黄，困倦无力，夜睡不安，不思乳食，食则饱胀，腹满喜按，呕吐酸馊乳食，大便溏薄酸臭，唇舌色淡，舌苔白腻，脉沉细而滑，指纹青淡。

【治法】健脾助运，消补兼施。

【方药】

（1）主方：健脾丸加减。党参12克，白术9克，茯苓12克，陈皮6克，麦芽10克，山楂10克，神曲6克，鸡内金6克，枳实6克。水煎服，每日1剂。

（2）中成药：小儿健脾散。口服，1~3岁每次1/4瓶，3~5岁每次1/3瓶，5~9岁每次半瓶，每日2~3次。

（四）其他疗法

1. 外治法

（1）槟榔2份，高良姜1份，共研细末，将药末填脐中，以纱布覆盖，胶布固定。可用于各型积滞。

（2）炒神曲20克，炒麦芽20克，炒内金20克，炒山楂20克，炒莱菔子20克，槟榔8克，高良姜10克，共为细粉调敷脐部，每日1次。

2. 针灸疗法

（1）针刺足三里、中脘、大肠俞、气海、脾俞、胃俞。

（2）针刺四缝穴，能健脾消积。

3. 饮食疗法

（1）鸡肶粉粥。鸡内金6克，干橘皮3克，砂仁1.5克，粳米30克，白糖适量。将前3味药打成细粉，调入粳米所熬成的粥内，加适量白糖，分次服之。适合积滞。

（2）白萝卜散。白萝卜子炒焦存性，研成细末。饭后服3~6克，每日3次。

4. 预防调护

（1）饮食宜定时定量，食物选择应易于消化并富含营养。

（2）婴幼儿添加辅食应循序渐进，逐步增加食量和改变饮食性质，使婴儿逐步适应。

肺炎喘嗽

肺炎喘嗽，是小儿时期常见的肺系疾病之一。以发热、咳嗽、痰壅、气急、鼻翼煽动为主要症状，重者可见张口抬肩、呼吸困难、面色苍白、口唇青紫等症。相当于西医的支气管肺炎。

（一）诊断要点

起病较急，有发热、咳嗽、气急、鼻翼煽动、痰鸣等症，或有轻度发绀。病情严重时，常见喘促不安、烦躁不宁、面色苍白、口唇青紫发绀或高热不退。新生儿患肺炎时，常以不乳、精神萎靡、口吐白沫等症状为主，而无上述典型表现。肺部听诊可闻及较固定的中细湿啰音，常伴干性啰音，如病灶融合，可闻及管状呼吸音。X射线检查见肺纹理增多、紊乱，肺部透亮度降低或增强，可见小片状、斑片状阴影，也可出现不均匀的大片状阴影。

（二）辨证分析

肺炎喘嗽的形成，主要因外邪侵犯于肺，肺气失宣，郁而化热，灼津为痰，痰阻肺络，壅塞气道，不得宣通，故证见发热、咳嗽、气急、鼻翼煽动、痰鸣。其病位主要在肺，常累及脾，亦可内窜心肝。若正气不足，邪毒内陷，便可出现阳气衰脱，或气阴两伤之证。病重体弱，正虚邪恋，常致病情缠绵不愈。辨证应首辨常证与变证，次辨证之寒热虚实。风寒闭肺、风热闭肺为疾病之早期，病症较轻，邪多在卫分，痰热闭肺为疾病之中期，病症较重，邪多在气分或气血分，这三者均为常证。痰火内窜，心肝之昏迷抽搐，及心阳不振，心阳虚脱之神萎，呼吸浅促，唇周青紫，肢冷脉微，均属变证。

（三）证候分类

1. 风寒闭肺型

【临床表现】恶寒发热，无汗，咳嗽气急，痰白而稀，不渴。舌苔薄白或白腻，质不红，指纹青，多在风关，脉浮紧。

【治法】辛温解表，宣肺化痰。

【方药】

（1）主方：三拗汤加减。麻黄6克，杏仁8克，苏子8克，陈皮6克，荆芥6克，淡豆豉8克。水煎服，每日1剂。

（2）单方验方：麻杏二三汤。麻黄3~6克，杏仁10克，法半夏10克，莱菔子10克，化橘红12克，茯苓12克，炙甘草3克，白芥子3~6克。水煎，每日1剂，分2次服，儿童量酌减。

2. 风热闭肺型

【临床表现】发热有汗，口渴，咳嗽痰黏或黄，气促鼻翼煽动，面赤唇红。咽红舌红，苔黄，指纹青紫多在气关，脉浮数。

【治法】辛凉解表，宣肺化痰。

【方药】

（1）主方：麻杏石甘汤加减。麻黄6克，杏仁10克，生石膏25克，甘草6克，黄芩10克，鱼腥草15克，桔梗6克，毛冬青10克。水煎服，每日1~2剂。

（2）中成药：炎热清胶囊。口服，每次2~3粒，每日3次，开水送服。

3. 痰热闭肺型

【临床表现】持续壮热，烦躁口渴，咳嗽痰鸣，喘促鼻翼煽动，口唇青紫。舌红苔黄，脉弦滑，指纹紫红或青紫。

【治法】清热泻肺，涤痰平喘。

【方药】

（1）主方

麻杏石甘汤合葶苈大枣泻肺汤加减。麻黄6克，杏仁10克，生石膏30克，葶苈子6克，天竺黄6克，鲜竹沥5~10毫升（冲），川贝母6克，鱼腥草15克，毛冬青10克，甘草6克。水煎服，每日1~2剂。

（2）中成药

①儿童清肺丸。口服，每次2丸，每日3次，温开水送服。6岁以下用量酌减。

②小儿止咳丸。口服，1岁每次1丸，2~5岁每次1.5丸，每日2~3次，温开水送服。

4. 肺脾气虚型

【临床表现】低热不定，咳嗽无力，喉中痰鸣，神疲气短，面色无华，动则汗出，纳呆便溏。舌淡苔白滑，脉细无力。

【治法】益气健脾。

【方药】

（1）主方：人参五味子汤加减。党参15克，白术10克，茯苓10克，法半夏6克，炙甘草6克，陈皮6克，炙百部10克。水煎服，每日1剂。

（2）中成药：参苓白术散（丸、胶囊）。口服，散剂每次 6 克，每日 2 次；水泛丸每次 6 克，每日 2 次；胶囊每次 3 粒，每日 3 次。小儿酌减。

5. 阴虚肺热型

【临床表现】潮热盗汗，面色潮红，口唇樱赤，干咳少痰。舌光红少苔，脉细数。

【治法】养阴清肺。

【方药】

（1）主方：沙参麦冬汤（吴鞠通《温病条辨》）加减。沙参 12 克，麦冬 10 克，花粉 10 克，玉竹 12 克，地骨皮 10 克，五味子 8 克。水煎服。低热不定者，加青蒿 12 克、银柴胡 10 克。痰难咳者，加川贝母 6 克、枇杷叶 10 克。

（2）中成药：川贝雪梨糖浆。口服，每次 5~10 毫升，每日 3 次。

（四）其他疗法

1. 针灸治疗

（1）针刺定喘、丰隆、平喘、肺俞、膻中等穴，对控制喘憋症状有一定疗效。

（2）隔姜灸人中、百会、神阙、气海，有回阳固脱作用。

2. 饮食疗法

（1）地骨皮粥。地骨皮 30 克（鲜者 50 克），粳米 50 克。将地骨皮煎水去渣，取汁 500 毫升，加粳米煮成稀粥，加入适量冰糖，温热服食，每日 1~2 次。适用于肺炎哮喘。

（2）川菊桔梗炖雪梨。雪梨1个，川贝、桔梗、白菊花各3克，冰糖20克。将雪梨洗净切片，与诸药一同水煎服。每日2次，连服4~5日。适用于肺炎哮喘。

3. 预防调护

（1）饮食宜清淡富有营养，多喂开水。

（2）保持安静，居室空气新鲜。

（3）呼吸急促时，应保持气道通畅，并随时吸痰。

（4）对重症肺炎患儿要加强巡视，注意病情变化。

水 痘

水痘，又称水花、水疮、水疱，是由外感时行邪毒引起的急性发疹性时行疾病。以发热，皮肤分批出现丘疹、疱疹、结痂为特征。因其疱疹内含水液，形态椭圆，状如豆粒，故称水痘，西医亦称水痘。

（一）诊断要点

（1）病因

起病2~3周前有水痘接触史。

（2）临床表现

初起有发热、流涕、咳嗽、不思饮食等症，发热大多不高，发热1~2日内，头面、发际及全身其他部位出现红色斑丘疹，以躯干部位较多，四肢部位较少。疹点出现后，很快变为疱疹，呈椭圆形，大小不一，内含水液，周围红晕，疱壁薄易破，常伴瘙痒，继则结成痂盖脱落，不留瘢痕。皮疹分批出现，此起彼落，在同一时期，丘疹、疱疹、干痂并见。

（二）辨证分析

水痘由感受时行邪毒，由口鼻而入，蕴郁肺脾。肺合皮毛，主肃降，外邪袭肺，宣肃失常，而见发热、流涕、咳嗽等肺卫症状。脾主肌肉，邪毒与内湿相搏，外发肌表，故有水痘布露。多属风热轻证，时行邪毒清透即解。若因毒热炽盛，内犯气营，则痘点稠密，色红赤或紫暗。水痘辨证应辨病之轻重。若皮疹稀疏，疮顶较薄，皮薄如水疱，晶亮如露珠，根盘红晕不明显，则为轻证；若见赤豆，皮疹密布，疮顶较厚，浆液混浊，根盘红晕明显，伴壮热神烦，甚则神昏抽搐，则为重证。

（三）证候分类

1. 风热轻证

【临床表现】发热轻微或无热，咳嗽流涕，喷嚏，疹点疏，疹色红润，疱浆清亮，形如露珠，此起彼伏，以躯干为多。舌尖红，苔薄白，脉浮数。

【治法】疏风清热，解毒祛湿。

【方药】

（1）主方：银翘散加减。金银花10克，连翘10克，牛蒡子10克，薄荷6克（后下），淡竹叶10克，芦根10克，紫草10克，桔梗6克，滑石15克，甘草6克。水煎服，每日1剂。

（2）中成药：银翘解毒片。口服，每次2~3片，每日3次。

（3）单方验方：野菊银花汤。野菊花10克，金银花10克，紫草10克，甘草3克。水煎服，每日1剂。

2. 热毒重证

【临床表现】壮热不退，烦躁不安，口渴欲饮，面红目赤，水痘分布较密，根盘红晕较显著，疹色紫暗，疱浆混浊，或伴牙龈肿痛，口舌生疮，大便干结，小便黄赤。舌红或绛，苔黄糙而干，脉洪数。

【治法】清热凉营，解毒祛湿。

【方药】

（1）主方：清瘟败毒饮加减。水牛角30克（先煎），生石膏30克，连翘10克，金银花10克，生地黄10克，牡丹皮10克，赤芍10克，生薏苡仁15克，淡竹叶10克，甘草6克。水煎服，每日1~2剂。

（2）中成药：牛黄清宫丸。口服，每次0.5~1丸，每日2~3次，温开水送服。

（四）其他疗法

1. 外治法

（1）苦参30克，浮萍15克，芒硝30克。煎水外洗，每日2次。

（2）银花藤30克，车前草20克，板蓝根30克，蒲公英30克。煎水外洗，每日1次。

2. 饮食疗法

（1）海带绿豆汤。绿豆50克，海带100克，食盐少许。绿豆洗净，海带洗净切碎；绿豆、海带入锅同煮至熟烂，加食盐少许调味。每日早晚各1次，分服。适用于水痘。

（2）荷叶粥。白米60克，鲜荷叶1张。白米煮粥，粥成时，将荷叶覆盖粥上，再微煮即成。适用于水痘。

3. 预防调护

（1）水痘患儿的玩具、衣服等日常用品一定要收好，不要让其他小朋友再碰。

（2）保持室内空气新鲜。

（3）饮食清淡，不要吃刺激性食品。

（4）注意皮肤的清洁，尽量不要让孩子把这些水痘挠破，一旦挠破就会留有瘢痕。

（5）内衣要勤换，防止擦破皮肤，也要保持皮肤的清洁。

胎　黄

胎黄，指婴儿出生后，皮肤、面目及尿液出现黄色特征的一种病证。因与胎禀有关，故称胎黄或胎疸。胎黄有生理性、病理性之分。生理性胎黄不需要治疗，病理性胎黄轻者预后较好，重者预后较差，遗留后遗症，甚者危及生命。

（一）诊断要点

生理性黄疸多在生后2~3日出现，1周内消失，一般状况良好。新生儿感染引起的黄疸，往往在生理性黄疸基础上黄疸又加重，常合并较严重的感染，如败血症、泌尿系统感染等。新生儿肝炎，黄疸明显，肝脾大，伴有食欲不振、恶心呕吐、消化不良等。新生儿溶血引起的黄疸，生后数小时或1~2日出现，伴有严重贫血、肝脾大、心力衰竭，甚至嗜睡、惊厥，乃至出现核黄疸。先天性胆道闭锁症，发病缓慢，黄疸逐日加重，小便深黄，大便灰白色，晚期肝大。

（二）辨证分析

胎黄之成，或由于孕母湿热传入胎儿，或生后感受湿热邪毒，熏蒸肝胆，胆汁外泄而成黄疸；或先天禀赋不足，脾阳本虚，感受湿邪，湿从寒化，寒湿阻滞，肝失疏泄，胆液外溢而成黄疸；或禀赋虚弱，肝失条达，气血郁滞，脉络淤积，或先天缺陷，胆道不通，或有阻塞，胆液不循常道，横溢肌肤而成黄疸。辨证应首先辨病之轻重：一般而言，生理性胎黄属轻症，病理性胎黄属重症。继则辨阳黄与阴黄：阳黄常由湿热引起，病程较短，黄疸颜色鲜明，精神尚好，伴有实热之象；阴黄常因寒湿与脾阳虚弱而起，病程较长，黄疸颜色晦暗，神萎，伴有虚寒之象。

（三）证候分类

1. 湿热熏蒸

【临床表现】面目周身皮肤发黄，颜色鲜明，精神疲倦，不欲吮乳，或大便秘结，小便短赤，舌红苔黄。较重者可见烦躁不安、口渴、呕吐、腹胀，甚或神昏、抽搐等症。

【治法】清热利湿。

【方药】

（1）主方：茵陈汤加减。茵陈 10 克，山栀 6 克，生大黄 3 克（后下），茯苓 10 克，甘草 3 克。水煎服，每日 1 剂。

（2）中成药：黄疸茵陈冲剂。口服，每次半包，每日 3 次，温开水送服。

2. 寒湿阻滞

【临床表现】面目皮肤发黄，颜色淡而晦暗，或黄疸日久不退，神疲身倦，四肢欠温，纳少易吐，大便溏薄灰白，小便短少，甚或腹胀，气短，舌淡，苔白腻。

【治法】温中化湿。

【方药】

（1）主方

茵陈理中汤加减。茵陈 10 克，党参 10 克，白术 10 克，干姜 3 克，甘草 3 克。水煎服，每日 1 剂。

（2）中成药

①理中片。口服，每次 2~3 片，每日 2~3 次，茵陈煎

汤送服。

②茵陈五苓丸。口服，每次 3 克，每日 2~3 次，温开水送服，或党参煎汤送服。

（3）单方验方

茵陈四苓汤。茵陈 15 克，茯苓、白术、泽泻各 10 克，猪苓 5 克，甘草 3 克。水煎服，每日 1 剂。

3. 瘀积发黄

【临床表现】面目皮肤发黄，颜色较深而晦暗无华，日益加重，右胁痞块质硬，腹部胀满，神疲纳呆，食后易吐，小便黄短，大便灰白，或见瘀斑、衄血，唇色暗红，舌见瘀点，苔黄。

【治法】化瘀消积。

【方药】

（1）主方：血府逐瘀汤加减。柴胡 6 克，桔梗 6 克，枳壳 6 克，桃仁 6 克，当归 6 克，川芎 3 克，赤芍 6 克，红花 3 克，牛膝 6 克，生地黄 6 克，甘草 3 克。水煎服，每日 1 剂。

（2）中成药：血府逐瘀丸。口服，每次 1/4 丸，每日 2 次，空腹红糖水送服。

（四）其他疗法

1. 饮食疗法

（1）栀子根饮。栀子根 30 克。水煎加母乳服，每日 1 次。

（2）西瓜皮赤小豆汤。西瓜皮 20 克，赤小豆 20 克。

水煎服，每日1剂。

2. 预防调护

（1）妊娠期间，不可滥用药物。注意饮食卫生，忌酒和辛辣之物；若孕妇有黄疸病史或肝病史，或分娩出有病理性黄疸婴儿均应积极检查和治疗。

（2）婴儿出生后，要注意观察黄疸的情况，尤其要注意区分生理性黄疸，还是病理性黄疸，以便及早考虑病理性黄疸的诊断和治疗。注意观察婴儿全身有无精神萎靡，嗜睡、吸吮困难、惊惕不安、两眼斜视、四肢强直或抽搐等症状，以便及早发现。

（3）注意保护婴儿皮肤、脐部、臀部的清洁，防止损伤致邪毒外侵。

厌　食

厌食是小儿时期的一种常见病症，以较长时期厌恶进食、食量减少为特征。可发生在任何季节，但夏季暑湿当令之时，可使症状加重。各年龄儿童均可发病，以1~6岁为多见，城市儿童发病率较高。患儿除食欲不振外，一般无其他明显不适，预后良好，但长期不愈者，可使气血生化乏源，抗病能力下降，而易罹患他症，甚或影响生长发育并转化为疳证。

（一）诊断要点

长期不思进食，厌恶摄食，食量显著少于同龄正常儿童。可有嗳气、泛恶、脘痞、大便不调等症，或伴面色少华、形体偏瘦、口干喜饮等症，但精神尚好，活动如常。排除其他外感、内伤等慢性疾病。

（二）辨证分析

主要原因在于平素饮食不节或喂养不当，以及长时期偏食挑食，导致脾胃不和，受纳运化失健。胃伤则不纳，脾伤则不运，故患儿不思进食或食而不化。脾胃受伤，化源不足，则面色萎黄，形体消瘦。辨证应辨病在脾或在胃。在胃者，以胃阴不足为主，证见厌食而口干多饮，大便干结，舌红少津。在脾者，以脾运失健为主，证见厌食，面色少华，腹胀便溏，舌淡苔白。

（三）证候分类

1. 脾失健运

【临床表现】面色少华，不思纳食，甚则拒食，形体偏瘦，或可见腹胀便溏。舌淡红，苔白或薄腻，脉尚有力。

【治法】和脾助运。

【方药】

（1）主方：曲麦枳术丸加减。白术 10 克，枳实 10 克，神曲 10 克，麦芽 10 克，山楂 10 克，鸡内金 10 克，茯苓 10 克，陈皮 6 克，砂仁 3 克（后下）。水煎服，每日 1 剂。

（2）中成药：枳术丸。口服，每次 3~6 克，每日 2 次。

2. 胃阴不足

【临床表现】口干多饮，不喜进食，皮肤干燥，缺乏润泽，大便多干结。舌质偏红，苔多光剥少津，脉细。

【治法】养胃育阴。

【方药】

（1）主方：养胃增液汤加减。石斛10克，乌梅10克，北沙参10克，玉竹10克，白芍10克，甘草6克，谷芽10克，麦芽10克。水煎服，每日1剂。

（2）中成药：健身片。口服，每次2~4片，每日3次。

（3）单方验方：石斛木瓜汤。石斛9克，木瓜9克，白芍9克，山药9克，山楂5克，麦芽15克，白术6克，鸡内金6克，乌梅9克，甘草6克，砂仁3克（后下）。水煎服，每日1剂。

3. 脾胃气虚

【临床表现】精神疲乏，面色萎黄，厌食拒食，如稍进饮食，则大便烂或夹有不消化之食物残渣，容易出汗。舌淡红，苔薄白，脉无力。

【治法】健脾益气。

【方药】

（1）主方

参苓白术散加减。党参10克，白术10克，茯苓10克，薏苡仁15克，扁豆15克，莲子15克，砂仁3克（后下），桔梗6克，炙甘草6克，山药15克，大枣5枚。水煎服，每日1剂。

（2）中成药

①人参健脾丸。口服，每次3~6克，每日2次。

②开胃健脾丸。口服，每次 3~6 克，每日 2 次。

（3）单方验方

健脾消积汤。白术 12 克，茯苓 9 克，鸡内金 12 克，广木香 12 克，白芍 9 克，延胡索 9 克，甘草 6 克。水煎服，每日 1 剂。

（四）其他疗法

1. 外治法

将神曲、麦芽、山楂各 10 克，莱菔子、鸡内金各 5 克，烘干后共研为细末，加淀粉 1~3 克，用开水调成糊膏，纱布包裹，于晚上敷神阙穴，次晨取下。每日 1 次，5 次为 1 疗程。

2. 饮食疗法

（1）雪梨粥。雪梨 2 个，山楂 6 枚，粳米 50 克。将雪梨洗净，去皮、核，切块；山楂洗净，去核，切块，一同加入八成熟的粳米粥内，再煮至粥熟即成。每日 1 剂，分 2 次服，连服 5~7 日。适用于小儿厌食。

（2）菠萝汤。菠萝肉 250 克，白糖适量。将菠萝肉放入淡盐水中，浸泡 10 分钟，切成小块，加水煮汤，调入白糖即成。每日 1 剂，连服 5~7 日。适用于小儿厌食。

3. 预防调护

（1）克制孩子吃零食，三餐要有规律。

（2）饮食不要太油腻，不要大鱼大肉。忌食生冷食物。

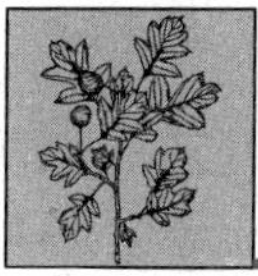

第五章 男科病症诊断

早 泄

早泄是男性性功能障碍的常见病之一，指性交时阴茎未插入阴道或插入不久即行射精，勃起迅速，射精过早、过快是本证的主要特点。早泄多是由精神因素造成的。

（一）诊断要点

早泄，是指阴茎在未插入阴道时或插入不久（1分钟内）即发生射精。主要特点是性交时射精提前。在未同房或睡眠中发生精液自遗者，属于遗精，应与早泄加以区分。

（二）辨证分析

中医学认为，精液的藏泄，与心、肝、肾三脏功能失调有着密切联系。如果心火过旺，肝内相火炽烈，二火相交、扰动精关，导致精关不固，因而发生早泄或滑精；或者情志不遂，肝郁气滞，疏泄失常，约束无能，因而造成提早泄精；或纵欲精竭，阴亏火旺，精室受灼，致使固守无权；或者少年频繁手淫，过早婚育，戕伐太过，以致肾气虚衰，封藏失固，以致精泄过早。按照脏腑辨证，早泄可分为相火亢盛、肾气不固、肝经湿热、心脾亏虚及肝气郁结等类型。

早泄常为阳痿的前期症状表现，或者与阳痿同时存在。

（三）证候分类

1. 肾气不固型

【临床表现】性交时射精过早，性欲衰退，腰膝酸软，面色晦暗无光，小便频繁。舌质红，苔白，脉细弱。

【治法】益肾固精。

【方药】

（1）主方

金匮肾气丸加味。熟地黄24克，山萸肉12克，淮山药15克，泽泻9克，茯苓9克，牡丹皮9克，附子9克，肉桂3克（冲服），沙苑蒺藜9克，龙骨30克（先煎），牡蛎30克（先煎）。水煎2次，每日1剂，分2次服。

（2）中成药

①金匮肾气丸。口服，每次9克，每日3次，淡盐开水送服。

②五子衍宗丸。口服，每次9克，每日男科病症诊断3次。

（3）单方验方

金樱子酒。金樱子500克，党参50克，续断50克，淫羊藿50克，蛇床子50克，白酒2 500毫升。上药置酒中浸泡半个月起用，每日早晚各服25毫升。

2. 相火亢盛型

【临床表现】性交时射精过早，性欲旺盛，面部烘热，腰膝酸软，五心潮热，头晕头痛，耳鸣。舌质红，苔黄，脉弦数。

【治法】滋阴降火。

【方药】

（1）主方

知柏地黄丸加味。熟地黄 24 克，山茱萸 12 克，山药 12 克，知母 9 克，黄柏 9 克，牡丹皮 9 克，茯苓 12 克，泽泻 9 克，龙骨 25 克（先煎），牡蛎 25 克（先煎）。水煎 2 次，每日 1 剂，分 2 次服。

（2）中成药

①知柏地黄丸。口服，每次 9 克，每日 3 次，淡盐水送服。

②大补阴丸。口服，每次 9 克，每日 3 次，开水送服。

（3）单方验方

补肾固精汤。生地黄 15 克，山萸肉 15 克，山药 15 克，覆盆子 12 克，当归 10 克，枸杞子 15 克，女贞子 15 克，鹿角胶 10 克，韭菜子 10 克，龟板胶 15 克，黄精 15 克，五味子 6 克。水煎 2 次，每日 1 剂，分 2 次服。

3. 肝经湿热型

【临床表现】性交时射精过早，阴茎易举，口苦，消化不良，胸胁疼痛，阴囊热痒，小便黄，大便秘结。苔黄腻，脉弦数。

【治法】清泄湿热。

【方药】

（1）主方：龙胆泻肝汤加减。龙胆草 9 克，栀子 9 克，黄芩 9 克，柴胡 9 克，当归 9 克，生地黄 24 克，泽泻 10 克，木通 9 克，车前子 9 克，黄柏 9 克，甘草 6 克。水煎服，每日 1~2 剂。

（2）中成药：龙胆泻肝丸。口服，每次9克，每日2次，开水送服。

（3）单方验方：清热祛湿早泄汤。龙胆草6克，黄芩10克，炒栀子10克，苍术10克，炒黄柏10克，车前子10克，薏苡仁15克，黄连5克，泽泻9克，莲子心9克，煅牡蛎25克，牛膝为引。水煎2次，每日1剂，分2次服。

（四）其他疗法

1. 饮食疗法

（1）杞子炖鹌鹑。杞子20克，鹌鹑2只。杞子洗净备用；鹌鹑活杀，去头爪、皮毛、内脏，洗净。同置锅中，加黄酒、葱、姜，隔水清炖30分钟，分次食用。适用于早泄。

（2）茴香地龙丸。小茴香0.75克，地龙2克，茯苓3.25克。将上药研成末，炼蜜为丸，此为1次量。口服，每日3次，10日为1个疗程。适用于早泄。

2. 预防调护

（1）消除对性生活的无知和误解。

（2）在性生活时减少紧张和焦虑的情绪。

急性前列腺炎

急性前列腺炎，指前列腺非特异性细菌感染所致的急性炎症，以尿急、尿频、尿痛、直肠及会阴部疼痛、恶寒发热为主要症状。急性前列腺炎是男性泌尿生殖系统常见的感染性疾病。

（一）诊断要点

起病急骤，发病前可有皮肤感染，或上呼吸道感染，或急性尿道炎等疾病史。主要诊断依据是有发热寒战、尿频、尿急、尿痛等症状表现。化验检查可发现前列腺液充满脓细胞，尿道分泌物作涂片染色检查及细菌培养，可以发现致病菌。应与慢性前列腺炎相鉴别。

（二）辨证分析

急性前列腺炎，主要是过度饮酒、恣情纵欲、感冒风寒、会阴损伤等因素引发。临床辨证时有湿热下注及热毒蕴盛型。湿热下注型，伴有发热，尿频、尿急、尿痛等。热毒蕴盛型，伴有高热不退、脓血尿等。

（三）证候分类

1. 湿热下注型

【临床表现】尿频、尿急、尿痛、尿道有灼热感，小腹或会阴部疼痛，发热恶寒，大便秘结，小便短赤或尿血，口干口苦，舌质红，苔黄腻，脉滑数。

【治法】清热利湿，行气活血。

【方药】

（1）主方

八正散。车前子9克，瞿麦9克，萹蓄9克，滑石9克，栀子9克，炙甘草6克，木通9克，大黄9克。水煎服，每日2剂。

（2）中成药

①四妙丸。口服，每次9丸，每日3次。

②复方穿心莲片。口服，每次5片，每日3次。

（3）单方验方

铁军汤。滑石12克，栀子12克，玄参12克，生大黄12克，苏叶12克，神曲12克，马鞭草12克，川牛膝12克，生地黄15克，萹蓄10克，山楂15克，青皮6克。水煎服，每日1剂。

2. 热毒蕴盛型

【临床表现】会阴部红肿热痛，或脓血尿，尿道灼痛，或小便淋漓涩痛，高热不退，口渴喜饮，大便秘结。舌质红，苔黄，脉弦而数。

【治法】清热解毒，活血化瘀。

【方药】

（1）主方

龙胆泻肝汤。龙胆草、栀子、黄柏、车前子、泽泻各12克，柴胡、木通各9克，生甘草5克，生地黄、土茯苓、板蓝根各30克，生薏苡仁15克。水煎服，每日1剂。

（2）中成药

①龙胆泻肝丸。口服，每次9克，每日3次。

②当归龙荟丸。口服，每次9克，每日3次。

（3）单方验方

清热解毒汤。栀子15克，黄柏10克，金银花15克，连翘12克，滑石30克，木通10克，金钱草30克，甘草6克。水煎服，每日1剂。

（四）其他疗法

1. 针灸疗法

取膀胱俞、中极、阴陵泉、行间等穴位。泻法或平补平泻法。每日针刺1次。

2. 饮食疗法

（1）绿豆车前子汤。绿豆60克，车前子30克。将绿豆淘洗干净，车前子用细纱布包好，同置锅中加水烧沸后，改用小火煮至豆烂，去车前子食用。适合各种前列腺炎。

（2）蒲公英金银花粥。将蒲公英60克、金银花30克，加水300毫升后用小火共煎45分钟，滤渣取汁后加入大米100克煮成稀粥。分早晚服用，服用时如果感到苦涩的话，可略加些白糖。适合各种前列腺炎。

3. 预防调护

（1）忌食辛辣刺激性食物，如辣椒、油炸花生等，宜戒烟禁酒。

（2）注意生活起居，保持充足的休息和睡眠，适度参加体育锻炼。

慢性前列腺炎

慢性前列腺炎，是由急性前列腺炎发展而来，以小便频数短涩，滴沥刺痛，欲出未尽，小腹拘急为主要特征。慢性前列腺炎在中医学属于“白浊”“精浊”范畴，此病多因酒色无度、肾精亏损等原因所致。

（一）诊断要点

晨起尿道外口被分泌物黏合，在排尿终末或用力大便时，尿道口会出现滴白的现象。主要诊断依据是排尿不畅，有烧灼感，尿频、尿急、尿痛，会阴部有胀痛或重坠感。

前列腺稍大，轻度压痛。前列腺液见大量脓细胞，有时成堆，卵磷脂小体明显减少。

（二）辨证分析

慢性前列腺炎致病原因复杂，常见的病因有“忍精”和“感染”，前者多由青壮年相火易动，所愿不遂，精未外出；或同房、遗精、手淫、惊恐等，忍精不泄，败精流注，精关不固，遂成精浊。后者多由脾肺素虚，容易感冒，引动下焦湿热；或包皮过长，藏污纳垢，或性交不洁，湿热内侵，留于精室，精浊混淆，精离其位而成本病。辨证临床上分虚实两证。实证常见湿热型、瘀血型。虚证常见中虚型、肾虚型。湿热型伴有发热、尿频、尿急、尿痛、口干口苦等。瘀血型伴有小便滴沥涩痛、血尿，舌质紫或瘀斑，脉涩等。中虚型伴有神疲乏力、心悸自汗等。肾虚型伴有腰痛、五心烦热、低热、颧红等。

（三）证候分类

1. 湿热型

【临床表现】小便频数，热涩疼痛，遗精频作，尿道口滴白量多，口苦而干，恶心呕吐，下肢困重，大便干结。舌质红，苔黄腻，脉弦滑数。

【治法】清热导湿。

【方药】

（1）主方：八正散加减。木通 9 克，车前子 15 克，萹蓄 12 克，滑石 12 克，瞿麦 9 克，栀子 9 克，蒲公英 30 克，甘草 6 克。水煎服，每日 1 剂。若遗精较频，加生牡蛎 30 克、芡实 15 克；若阳痿不起者，加龙胆草 6 克、茵陈 10 克、白蔻仁6克。

（2）中成药：黄连素片。口服，每次2片，每日3次。

2. 瘀血型

【临床表现】会阴部及小腹部刺痛，痛引睾丸、阴茎，小便淋漓或滞涩不畅，胸闷心烦。舌质紫或瘀斑，脉涩。

【治法】活血化瘀。

【方药】

（1）主方：活血散瘀汤。当归尾10克，赤芍12克，桃仁10克，川芎9克，苏木9克，牡丹皮9克，槟榔12克，枳壳9克，瓜蒌12克，大黄9克。水煎服，每日1剂。

（2）中成药：活络效灵丹。口服，每次9克，每日3次。

（3）单方验方：化瘀导浊汤。王不留行15克，地龙10克，半枝莲15克，益母草15克，川萆薢15克，菟丝子15克，泽泻15克，牛膝15克，穿山甲12克，莪术12克，川芎12克，红花10克，车前子10克，丹参30克，虎杖30克，白花蛇舌草30克。水煎2次，每日1剂，分2次服。

3. 肾虚型

【临床表现】小便频数，淋漓不畅，肾气不固则尿如膏脂，小腹疼痛，五心潮热，午后低热颧红，大便干结，小便黄少，失眠多梦。舌质红，少苔，脉细数。

【治法】补肾涩精。

【方药】

（1）主方

菟丝子丸加减。菟丝子10克，沙苑子10克，熟地黄

24克，益智仁9克，川续断12克，牡蛎12克，茯苓15克，山药15克，车前子12克，远志6克。水煎2次，每日1剂，分2次服。

（2）中成药

①知柏地黄丸。口服，每次9克，每日3次。

②右归丸。口服，每次9克，每日3次。

（3）单方验方

益肾清浊汤。益智仁9克，山药30克，芡实15克，莲子15克，萆薢12克，炒黄柏9克，炒黄连9克，茯苓15克，猪苓12克，车前子15克，法半夏9克，砂仁10克，石菖蒲10克，甘草6克。水煎服，每日1剂，一般服药2~3个月。

（四）其他疗法

1. 饮食疗法

（1）白兰花猪肉汤。将猪瘦肉150~200克洗净，切小块，与鲜白兰花30克（干品10克）加食盐少许调味，饮汤食肉，每日1次。适用于慢性前列腺炎。

（2）绿豆大肠煲。绿豆60克，猪大肠（去油）200克，加水适量煮煲，每天服1剂。适用于慢性前列腺炎。

2. 预防调护

（1）忌食辛辣刺激食物，如辣椒、烤羊肉串等。禁喝浓茶、浓咖啡，宜食有营养、易消化的食物。

（2）平时适当参加体育锻炼。

阳 痿

阳痿，指男性在性欲冲动及充分性刺激下，准备性交，但阴茎不能勃起；有的虽能勃起少许但硬度不够，无法放入阴道；有的虽勃起良好，但时间短暂，尚未放入阴道即变疲软；有的虽然能勃起放入阴道，但尚未性交或稍一抽动尚未射精，阴茎就疲软而致性交失败。常见于西医勃起功能障碍。

（一）诊断要点

青壮年男性，在性生活时阴茎不能勃起，或勃而不坚，不能进行正常性生活。多有房事太过，或青少年期手淫史。常伴有神倦乏力、腰酸膝软、畏寒肢冷，或小便不畅、滴沥不尽等证。排除性器官发育不全或药物引起的阳痿。应注意与早泄相鉴别。

（二）辨证分析

多因先天禀赋不足，后天房事过度，或少年手淫，长期精神紧张，思虑过度，情志郁结，伤及肝脾，或以酒为浆，过食辛辣及膏粱厚味，湿聚化热，湿热下注，阻遏阳道，致阳气不布，宗筋弛纵，产生阳痿。本病涉及肾、肝、脾、胃等脏腑。辨证首先辨阳痿的寒热、虚实，在何脏何腑。寒证常因寒邪侵犯肝经，滞留不去，导致气滞血凝而阳痿，且少腹胀痛，遇冷加重，遇热则缓等。热证常因情志不遂、肝气郁结、久蕴化热，导致阻滞气机而阳痿，且急躁易怒，咽干口苦等。虚证常因年高体弱、久病及肾、房劳过度、肾气不充，导致肾气亏损而阳痿，且腰膝酸软等。实证常因痰浊、瘀血蕴血经络，导致气血不荣宗筋而阳痿，且舌质暗或瘀斑等。

（三）证候分类

1. 命门火衰型

【临床表现】阳痿势重，阴茎痿而不起。常伴有眩晕，耳鸣，肢体畏寒，小便清长，夜尿频作。舌质淡红，脉沉细迟。

【治法】温补下元。

【方药】

（1）主方：赞育丹加味。巴戟天 15 克，肉桂 6 克，淫羊藿 15 克，韭菜子 9 克，熟地黄 15 克，山茱萸 12 克，枸杞子 15 克，当归 12 克。水煎，每日 1 剂，分 2 次服。滑精频繁，精薄精冷，可加覆盆子 9 克、金樱子 15 克、益智仁 6 克，补肾固精。

（2）中成药：右归丸。口服，每次 9 克，每日 3 次，淡盐开水送服。

（3）单方验方：三子补阳汤。金樱子 30 克，淫羊藿 10 克，菟丝子 30 克，枸杞子 12 克，破故纸 10 克，熟地黄 20 克，肉苁蓉 20 克，川续断 15 克，党参 15 克，狗脊 15 克，仙茅 9 克。水煎 2 次，分 2 次早晚服，每日 1 剂。

2. 恐惧伤肾型

【临床表现】惊恐之后阳事不举，或临交媾即虑前恐之鉴，遂发阳痿。胆怯多疑，日有闻声而恐、闻音而悸，梦有惊跳怵惕。舌质淡红，脉结代。

【治法】益肾宁神。

【方药】

（1）主方

大补元煎加味。人参12克，山药15克，熟地黄15克，杜仲12克，枸杞子15克，当归15克，山茱萸15克，炙甘草9克，远志12克，茯神15克，龙齿30克，石菖蒲15克。水煎，每日1剂，分2次服。若惊悸不安、梦中惊叫者，可加龙齿30克、磁石15克，以重镇安神；久病入络、经络瘀阻者，可加蜈蚣3克、露蜂房15克、丹参15克、川芎12克，以通络化瘀。

（2）中成药

①六味地黄丸。口服，每次9克，每日早晚各1次，用酸枣仁汤送服。

②龙牡固精丸。口服，每次9克，每日2~3次。

（3）单方验方

定志丸加味。党参15克，茯苓15克，熟地黄15克，石菖蒲10克，远志10克，酸枣仁10克，枸杞子10克，山萸肉10克，肉苁蓉10克，朱砂1克（冲服），磁石25克（先煎）。水煎2次，分2次服，每日1剂。

3. 肝郁不舒型

【临床表现】阳痿，胸闷不舒，精神郁郁不乐，喜叹息，胸胁胀满，口苦，咽干或咽中有异物感。苔薄白，脉沉。

【治法】疏肝解郁。

【方药】

（1）主方：逍遥散加味。柴胡9克，香附12克，郁金12克，川楝子9克，当归15克，白芍15克，生地黄12克，枸杞子15克，白术12克，茯苓15克，甘草6克。水煎，每日1剂，分2次服。若见口干口苦、急躁易怒、目赤尿黄者，此为气郁化火，可加牡丹皮15克、栀子12克、龙胆草15克，以泻肝火。

（2）中成药：逍遥丸。口服，每次1丸，每日1~3次，温开水送服。

（3）单方验方：柴胡疏肝饮加减。柴胡10克，炒白芍10克，夏枯草10克，炒枳壳10克，生甘草5克，制香附5克，青皮5克，川芎5克，路路通10克，桔叶10克，桔核10克，通草10克，生牡蛎30克（先煎），仙灵脾20克，阳起石20克，逍遥丸20克（包煎）。水煎服，每日1剂。

4. 湿热下注型

【临床表现】阴茎举不坚，阴囊潮湿或痒，尿黄茎痛，急躁易怒，咽干口苦，胁肋、少腹、睾丸痛胀。胎黄腻，脉弦数。

【治法】清肝利胆。

【方药】

（1）主方

龙胆泻肝汤加味。龙胆草12克，牡丹皮15克，栀子15克，黄芩12克，木通6克，车前子9克，泽泻12克，土茯苓15克，柴胡9克，香附12克，当归15克，生地黄12克，牛膝12克。水煎，每日1剂，分2次服。阴部瘙痒、潮湿重者，可加地肤子15克、苦参12克、蛇床子9克，以燥湿止痒；若湿盛、困遏脾肾阳气者，可用右归丸合平胃散；

若湿热久恋、灼伤肾阴者，可合用知柏地黄丸，以滋阴降火。

（2）中成药

①龙胆泻肝丸。口服，每次 9 克，每日 2 次，温开水送服。

②甘露消毒丹。口服，每次 9 克，每日 3 次，温开水送服。

5. 肾气虚型

【临床表现】阴茎不能勃起或勃起而不坚。头晕健忘，耳鸣失聪，腰膝酸软，神疲乏力，短气自汗。舌质淡红，脉虚弱。

【治法】慎肾精，益肾气。

【方药】

（1）主方

鹿茸益精丸加减。鹿茸 3 克（另炖），菟丝子 15 克，山萸肉 12 克，桑螵蛸 12 克，补骨脂 15 克，茯苓 18 克。水煎服或复渣再煎服，每日 1 剂。若腰膝酸软而痛者，加杜仲 12 克、狗脊 12 克。自汗者，加糯米根 30 克、浮小麦 30 克、黄芪 30 克。头晕健忘、失眠多梦者，加炒酸枣仁 12 克、夜交藤 15 克，或合服归脾丸，每日 2 丸。

（2）中成药

①无比山药丸。口服，每次 1 丸，每日 2 次，淡盐开水送服。

②金匮肾气丸。口服，每次 1 丸，每日 2 次，淡盐开水送服。

（3）单方验方

壮阳起痿汤。北黄芪 20 克，党参 20 克，附子 5 克，淫羊藿 10 克，巴戟天 10 克，肉苁蓉 10 克，五味子 5 克，枸杞子 10 克，菟丝子 10 克，仙茅 10 克，山萸肉 10 克，熟地黄 10 克，锁阳 10 克。水煎 2 次，每日 2 剂，分 2 次服。同时送服至宝三鞭丸 1 粒。

6. 胃气虚型

【临床表现】阳事不举或举而不坚，面色萎黄，形体消瘦，胃脘不适，食后不化，纳少，口淡无味。舌质淡，苔白或少苔，脉细弱。

【治法】补益胃气，佐以兴阳。

【方药】

（1）主方

参苓白术散加味。党参 30 克，白术 10 克，茯苓 15 克，炙甘草 6 克，山药 12 克，扁豆 12 克，莲子肉 15 克，大枣 6 枚，砂仁 6 克（后下），陈皮 6 克，桔梗 9 克，仙灵脾 12 克，补骨脂 12 克。水煎服，每日 1 剂。

（2）中成药

①参苓白术散。口服，每次 9 克，每日 3 次，温开水送服。

②清宫八仙糕。口服，每次 9 克，每日 3 次，温开水送服。

（3）单方验方

健胃益气汤。山药 15 克，党参 20 克，白术 9 克，茯苓 9 克，炙甘草 9 克，砂仁 5 克，山萸肉 12 克，补骨脂 15 克，扁豆 12 克，莲子肉 12 克，陈皮 6 克。水煎服或复渣再煎服，每日 1 剂。

（四）其他疗法

1. 针灸疗法

可取三阴交、足三里、气海、关元、内关、肾俞等穴。常规针刺治疗，每日1次。

2. 饮食疗法

（1）韭菜炒羊肝。韭菜150克，洗净切段，羊肝200克切片，将铁锅置急火上，放油至熟，下韭菜及肝，翻炒至熟，加盐、味精调味即可。适用于阳痿。

（2）小茴香粥。小茴香15克，粳米50克。小茴香炒后煎汤去渣，加入大米，煮至米熟，空腹服食，坚持服用1~2个月。适用于阳痿。

3. 预防调护

（1）调节情志，心情舒畅，情绪放松，排除杂念，恬淡虚无，宽衣解带，二便通畅。

（2）合理安排膳食，如避免高脂，饮食清淡，减盐戒烟，少饮白酒，多食蔬菜及含蛋白质丰富的食品。

（3）坚持运动，每周5次，每次40分钟以上，如打太极拳、练放松功等。阳痿兼肥胖者要减肥，控制体重。

（4）减少或更换对性功能有影响的药物，避免药物性阳痿的发生。

遗　精

遗精，指不因性生活而精液遗泄的疾病。其中因梦而遗精的称为梦遗，无梦而遗精，甚至清醒时精液流出的称为滑精。凡成年未婚男子，或婚后夫妻分居，长期无性生活者，一月遗精1~2次属生理现象。如遗精次数过多，每周2次以上，甚至在非性生活时的性幻想及性刺激下即出现遗精，并伴有头晕、精神萎靡、腰膝酸软等症，则属病态。西医学中的神经衰弱、神经症、前列腺炎、精囊炎、包皮过长或包茎等疾患，造成以遗精为主要症状者，可按本证辨证治疗。

（一）诊断要点

男子不因性生活而排泄精液，多在睡眠中发生，每周超过2次以上，甚则劳累或欲念即精液流出。遗精频繁者，可伴有头晕、耳鸣、神倦乏力、腰酸腿软等。直肠指检、前列腺B超及精液常规等检查有助于明确诊断。应与溢精、早泄相鉴别。

（二）辨证分析

遗精之证，有虚实之分。实证常因肝火亢盛，湿热下注，扰动精室所致。虚证常因肾虚精关不固，阴虚火旺，内扰精室。肝火亢盛因情志不遂，肝失条达，气郁化火，相火妄动而遗精，且口苦咽干，阳器易举，烦躁易怒。湿热下注因饮食不节，醇酒厚味，损伤脾胃，酿湿生热，流注于下，扰动精室而遗精，且小腹胀痛，苔黄腻。肾虚精关不固因先天不足，禀赋素亏，下元虚惫，精关不固，或早婚，恣情纵欲，或频烦手淫等，耗伤肾气，肾气亏虚，失其封藏固摄等而遗精，且畏寒肢冷，精神萎靡。阴虚火旺因劳神过度，阴精暗耗，虚火独亢，或心有忘想，所欲不遂，君火偏亢，相火妄动，或早婚、房劳过度，频烦手淫等，耗伤肾精，肾阴亏虚，虚火妄动而遗精，且五心烦热，盗汗。

（三）证候分类

1. 心肾不交型

【临床表现】梦交失精，心烦不眠，腰酸腿软，头昏耳鸣，口咽干燥，或潮热盗汗。舌质红，苔少，脉细大数。

【治法】交通心肾，滋水安神。

【方药】

（1）主方

黄连清心饮加减。黄连5克，生地15克，当归10克，枣仁15克，茯神15克，远志10克，莲子肉15克，煅龙骨18克，煅牡蛎18克，甘草5克。水煎服，每日1剂。

（2）中成药

①天王补心丹。口服，每次1丸，每日早晚各1丸，开水送服。

②麦味地黄丸。口服，每次9克，每日2次。

2. 肝火亢盛型

【临床表现】多为梦遗，阳器易举，烦躁易怒，胸肋不舒，面红目赤，口苦咽干，小便短赤。舌质红，苔黄，脉弦数。

【治法】清肝泻火，安宁精室。

【方药】

（1）主方：龙胆泻肝汤加减。丹皮、龙胆草、山栀、川楝子、黄芩、柴胡各10克，生地、白芍各15克，甘草6克。水煎服，每日1剂。

（2）中成药：龙胆泻肝丸。口服，每次9克，每日2~3次，开水送服。

（3）单方验方：龙胆泻肝汤合二金丸加减。龙胆草10克，栀子10克，黄芩10克，金铃子10克，广郁金10克，女贞子10克，旱连草10克，生龙骨30克（先煎），柴胡5克，六一散10克，车前子10克，细木通6克。水煎服，每日1剂。

3. 湿热下注型

【临床表现】遗精频作，或尿时有精液外流，心烦少寐，口苦或渴，或胸脘闷胀，小便热赤不爽，或见小腹及阴部作胀，舌质红，苔黄腻，脉滑数。

【治法】清热化湿，泌浊宁精。

【方药】

（1）主方

程氏萆薢分清饮。萆薢12克，车前子10克，茯苓15克，莲子心6克，石菖蒲10克，黄柏9克，丹参20克，白术9克。水煎服，每日1~2剂。

（2）中成药

①石淋通片。口服，每次4片，每日3次，用开水送服。

②复方石淋通片。口服，每次5片，每日3次，用开

水送服。

4. 阴虚火旺型

【临床表现】多为梦遗，夜寐不安，头目昏花，耳鸣，心悸，神疲乏力，腰腿酸软，五心烦热，盗汗，小便短黄而热感。舌质红，苔少，脉细数。

【治法】滋阴降火，佐以固涩。

【方药】

（1）主方

知柏地黄汤加减。知母、黄柏、丹皮、山萸肉、茯苓各 9 克，芡实、生地、山药、金樱子各 15 克，煅龙骨、煅牡蛎各 18 克，甘草 5 克。水煎服，每日 1 剂。

（2）中成药

①知柏地黄丸。口服，每次 9 克，每日 2 次，温开水送服。

②朱砂安神丸。口服，每次 9 克，每日 2 次，用莲子 30 克，水煎汤为引。

（3）单方验方

①养阴清热止遗汤。生地黄 12 克，知母 12 克，白芍 20 克，黄芩 6 克，桑螵蛸 6 克，黄柏 3 克，焦山栀 3 克，金樱子 9 克，浮小麦 9 克，焦白术 9 克，大枣 10 枚，炙甘草 9 克。水煎 2 次，每日 1 剂，分 2 次服。

②增损大补丸。黄柏 9 克，知母 9 克，熟地黄 12 克，生地黄 12 克，女贞子 12 克，山药 12 克，龟板 15 克。水煎 2 次，分 2 次服。每日 1 剂。

5. 脾虚下陷型

【临床表现】滑精，气短懒言，肢倦无力，面色萎黄，纳呆口淡，腹泻便溏，食后脘腹坠胀，四肢不温。舌质淡红，苔白，脉沉细。

【治法】补中益气，健脾固精。

【方药】

（1）主方

补中益气汤加减。黄芪 30 克，党参 20 克，白术 10 克，炙甘草 6 克，升麻 6 克，柴胡 9 克，当归 9 克，陈皮 6 克，莲子 9 克，龙骨 30 克（先煎），牡蛎 30 克（先煎）。水煎 2 次，每日 1 剂，分 2 次服。

（2）中成药

①补中益气丸。口服，每次 9 克，每日 3 次。

②人参归脾丸。口服，每次 9 克，每日 3 次。

（3）单方验方

升陷汤加味。生黄芪 20 克，芡实 20 克，升麻 10 克，柴胡 10 克，五味子 10 克，桔梗 12 克，党参 15 克，狗脊 25 克，金樱子 30 克。水煎 2 次，每日 1 剂，分 2 次服。

（四）其他疗法

1. 针灸疗法

可取关元、气海、足三里、三阴交、肾俞、内关等穴，常规针刺治疗，每日 1 次。

2. 饮食疗法

（1）金樱鲫鱼汤。金樱子 30 克，鲫鱼 250 克，香油、食盐各5克。鲫鱼去鳞、内脏，洗净，加金樱子及适量水煲汤，香油、食盐调味即成。适合遗精。

（2）白果莲子粥。白果10枚，莲子50克。莲子加水煮熟，加入炒熟白果（去壳）共煮粥，加白糖调味食用。适合遗精。

3. 预防调护

（1）遗精多属于功能性病证，应着重解决精神和心理问题。

（2）提高认知、修炼性情，培养大丈夫之阳刚气概。对自身性能量之高级付出，保持高度自爱、自尊、自持与自卫。

（3）调整性观念，克制性欲，控制手淫，不要接触色情书刊和色情影视。

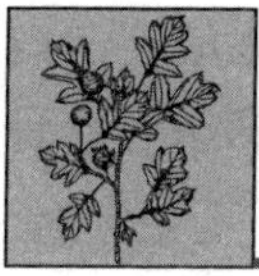

第六章　骨伤科病症诊断

肱骨干骨折

肱骨干骨折，指肱骨颈至肱骨髁之间的骨折。可发生于任何年龄，以成人多见，多为直接暴力所致，如挫伤、机器卷压伤等，投掷、跌倒等间接暴力也可致伤。以横形和螺旋形骨折多见，桡神经损伤可发生在肱骨中1/3处骨折。

（一）诊断要点

上臂肿胀、疼痛，侧突畸形，不能高举。有挤压痛、假活动、骨擦音和肘部冲击痛。正侧位X射线摄片，可明确骨折部位、类型及移位程度。如有腕下垂，手不能伸直，虎口背侧感觉丧失，应考虑到桡神经损伤。

（二）辨证分析

肱骨干的上1/3、中1/3骨质较为坚硬，此二部位的骨折多由直接暴力所致，多为横断或粉碎骨折。肱骨下1/3呈扁平状、骨质薄弱，此段的骨折多由间接暴力所致，多为斜形或螺旋骨折。肱骨干周围有许多肌肉附着，由于骨肉的牵拉，在不同平面的骨折可造成不同方向的移位。上1/3骨折近端向前、向内，骨折远端向上、向外；中1/3骨折近端向外、向前，骨折远端向上移位；下1/3骨折的可因暴力方向、前臂和肘关节的位置而异，骨折远端多向内成角、内旋称位。由于造成骨折的暴力较大，脉络、筋骨受损较重，必然伤及气血，气滞血瘀，血行之道，不得宣通，瘀积不散，则为肿为痛，故骨折初期出现气滞血瘀之证候。无移位的肱骨干骨折可仅用夹板固定3~4周，早期进行练功活动。有移位骨折应尽早进行手法整复和夹板固定。整复骨折时，整复手法宜轻柔。若整复时过度牵引、反复多次整复，或患者体质虚羸、肌力较弱，再加上肢体重量的悬垂作用，在固定期间可逐渐发生分离移位，引起骨折迟缓愈合或不愈合。因此，在治疗过程中，心须防止骨折断端分离移位。

（三）证候分类

1. 初期

【治法】活血祛瘀，消肿止痛。

【方药】

（1）主方：活血止痛汤。当归 12 克，赤芍 9 克，地鳖虫 9 克，紫荆藤 9 克，苏木 9 克，乳香 6 克，没药 6 克，落得打 6 克，三七末 3 克（冲），陈皮 3 克，川芎 2 克，红花 1.5 克。水煎服，每日 1 剂。

（2）外用方：消肿止痛膏。姜黄、羌活、干姜、栀子、乳香、没药各 150 克。共研细末，用凡士林调成 60% 软膏，外敷患处。

2. 中期

【治法】和营生新，接骨续损。

【方药】

（1）主方：生血补髓汤加减。生地黄 12 克，芍药 9 克，黄芪 9 克，当归 9 克，续断 9 克，杜仲 9 克，五加皮 9 克，红花 5 克，羌活 9 克。水煎服，每日 1 剂。合并桡神经损伤者，加通经活络之威灵仙 15 克，地龙 12 克。

（2）外用方：接骨膏。五加皮 2 份，地龙 2 份，乳香 1 份，没药 1 份，土鳖虫 1 份，骨碎补 1 份，白芨 1 份。共研细末，用蜂蜜调成厚糊状，外敷骨折处。

3. 后期

【治法】养气血，补肝肾，壮筋骨。

【方药】

（1）主方

肢伤三方。黄芪15克，熟地黄15克，当归12克，白芍12克，续断12克，骨碎补12克，威灵仙12克，川木瓜12克，天花粉12克，自然铜10克，土鳖虫10克。水煎服，每日1剂。

（2）中成药

①六味地黄丸。口服，每次9克，每日2次。

②益肾补骨口服液。口服，每次1瓶，每日3次。

（3）外用方

骨科外洗一方。宽筋藤30克，钩藤30克，金银花藤30克，王不留行30克，刘寄奴15克，防风15克，大黄15克，荆芥10克。煎水外洗，每日1剂。

（四）其他疗法

1. 整复方法

患者坐位或仰卧位。一助手用布带通过腋窝向上提拉，另一助手握持前臂在中立位向下，沿上臂纵轴顺势拔伸牵引。牵引力不宜过大，以免引起骨折端分离移位。待重叠移位完全矫正后，根据不同部位骨折的移位情况进行整复。

（1）上1/3骨折在助手维持牵引下，术者以两手拇指抵住骨折近端的前内侧向后外方推按，其余各指环抱远端后外侧向前内方提位，使之复位。

（2）中1/3骨折在助手维持牵引下，术者以两手拇指抵住骨折近端的前外侧向后内侧按捺，其余各指环抱远端后内侧向前外方提拉。若骨折端仍有侧方移位，可用两手掌从前后内外相对挤压骨折处，使之复位。

（3）下 1/3 骨折复位时仅需轻微力量牵引，骨折断端可留少许重叠，术者以两手拇指抵住内侧骨折成角处向外按捺以矫正成角畸形，再用两手掌将骨折端两斜面相对挤紧捺正。对于螺旋骨折，术者可握住骨折远端与旋转暴力方向相反的较轻的旋转手法，以矫正转畸形。

2. 固定方法

采用四块夹板外固定。前、后、内、外侧夹板，其长度视骨折部位而定。肱骨干上 1/3 骨折要超肩关节固定，下 1/3 骨折要超肘关节固定，中 1/3 骨折则不超过肩、肘关节固定。若为不稳定骨折，可视骨折位倾向的不同，用二点加压法或三点加压法放置固定垫。若粉碎骨折的碎骨片不能满意复位时，也可用固定垫通过练功时肌肉舒缩而将其逐渐压回。夹缚后屈肘 90°，用三角巾将前臂置于中立位，患肢悬吊于胸前。固定时间：儿童 3~5 周，成人 6~8 周。固定期应定期作 X 射线检查。若发现骨折断端分离，应在夹板外面加用弹性绷带或宽 4~5 厘米的橡皮带上下缠绕肩、肘部，使骨折断端受到纵向挤压而逐渐接触，并卧床休息 2 周，以克服患肢重量的悬垂作用。

3. 练功活动

骨折复位固定后，即可作伸屈指、掌、腕关节和耸肩活动，有利于患肢气血流通。肿胀消退后，作患肢肌肉舒缩活动和用力握拳，以加强两骨折端在纵轴上的挤压力，防止断端分离，保持骨折部位相对稳定。一旦发现断端分离，术者用一手按肩，一手按肘部，沿纵轴轻轻挤压，每天一次，使两骨折断端逐渐接近，并适当延长三角巾悬吊日期，直至分离消失，骨折愈合为止。骨折愈合后，应加大肩、肘关节活动范围，如作肩关节外展、内收、抬举活动及肘关节伸屈活动等。

踝关节扭挫伤

踝关节扭挫伤，是踝关节遭受内、外翻和扭转牵拉外力而引起踝部筋肉的损伤，是常见的软组织损伤之一。可发生于任何年龄，但以青壮年多见。

（一）诊断要点

伤后踝部即出现肿胀、瘀斑、疼痛，跛行或不能行走。内翻扭伤时，在外踝前下方肿胀、压痛明显，将足部内翻时疼痛加剧。外翻损伤时，在内踝前下方肿胀、压痛明显，将足部外翻时疼痛加剧。疑有韧带断裂或合并骨折脱位者，应做与受伤姿势相同的内翻位或外翻位 X 射线检查。一侧韧带完全撕裂，往往显示侧关节间隙增宽；下胫腓韧带断裂，可显示内外踝间距增宽。

（二）辨证分析

踝关节因负重量大，且经常处于负重下活动，损伤的机会较多。行走或跑步在不平道路上，上、下楼梯或斜坡时不慎，或跌扑、跳跃，如踝关节处于跖屈位时，则距骨可向两侧轻微活动而使踝关节不稳定，可引起扭挫伤。踝关节跖屈内翻时，容易损伤外侧的腓距前韧带，临床上较常见；单纯内翻损伤时，容易损伤外侧的腓跟韧带；踝关节外翻时，由于三角韧带比较坚强，较少发生损伤，但可引起下胫腓韧带撕裂。直接的外力打击，除韧带损伤外，多合并骨折和脱位。扭伤后，筋肉受损，络脉随之受伤，气血互阻，血肿形成，气滞血瘀，引起疼痛和功能障碍。若治疗不当或不及时，以致伤处气血滞涩，血不荣筋，风寒湿邪乘虚侵袭，故伤处肿胀难消，筋肉挛缩、疼痛。

（三）证候分类

1. 初期

【治法】活血祛瘀，消肿止痛。

【方药】

（1）主方：舒筋活血汤。羌活 6 克，防风 9 克，荆芥 6 克，独活 9 克，当归 12 克，续断 12 克，青皮 5 克，牛膝 9 克，五加皮 9 克，杜仲 9 克，红花 6 克，枳壳 6 克。水煎服，每日 1 剂。

（2）外用方：活血消肿散。大黄 2 份，侧柏叶 2 份，泽兰 1 份，黄柏 1 份，防风 1 份，乳香 1 份。共研细末，用水、蜜糖调煮，外敷患处。

2. 中后期

【治法】舒筋活络，活血壮筋。

【方药】

（1）主方

肢伤二方。当归 12 克，赤芍 12 克，续断 12 克，威灵仙 12 克，生薏苡仁 30 克，桑寄生 30 克，骨碎补 12 克，五加皮12克。水煎服，每日1剂。肿胀难消者，加茯苓12克、防己12克；风寒湿邪滞留者，加独活12克、千年健10克、制川乌10克；气血虚弱者，加黄芪20克、熟地黄15克。

（2）中成药

①狗皮膏。烘热外敷患处。

②伤湿止痛膏。外贴患处。

③舒活精。外搽患处。

（3）外用方

正骨烫药。当归、羌活、红花、白芷、乳香、没药、骨碎补、续断、防风、川木瓜、川椒、透骨草各12克。上药装入布袋，放于蒸笼内，蒸热后敷于患处，每次持续1小时左右，每日2次，也可煎水熏洗患处。

（四）其他疗法

1. 固定方法

早期敷药后用绷带包扎，保持踝关节于受伤韧带松弛的位置，并暂时限制走路。韧带撕裂伤较严重者，可选用胶布或夹板固定踝关节于0° 位，内翻扭伤采用外翻固定，外翻扭伤采用内翻固定，并适当抬高患肢，以利消肿。一般固定3周左右，若韧带完全撕裂者则固定4~6周。

2. 练功活动

固定期间做足趾屈伸活动，解除固定后做踝关节屈伸活动锻炼，并逐步练习下地步行。

3. 手法理筋

对单纯韧带扭伤或韧带部分撕裂者，可于伤后第2日开始进行理筋。瘀肿严重者，则不宜重手法。先点按复溜、昆仑、悬钟、丘墟等穴。然后术者一手握足跟，另一手用万花油外擦按摩，用大、小鱼际肌揉足部以消肿，并从患处向上推按至小腿部，由下而上理顺筋络，反复数次，使瘀肿消散。再手握足尖，缓缓作踝关节的背伸、跖屈及内外旋转。损伤后期，若局部粘连、肿胀难消，按摩手法力量宜增大，可行揉捏、推按手法，推按应直达小腿中段，拿商丘、丘墟、悬钟等穴，并摇晃踝关节，最后作足外翻或内翻活动以解除肌肉痉挛，松解粘连。

肩关节脱位

肩关节脱位，又称肩肱关节脱位，是指肱骨头与肩胛盂发生移位。临床上最常见的脱位之一，多发生于20~50岁之间的成年男性。根据脱位后肱骨头的位置，可分为前脱位和后脱位两种，前脱位又分为喙突下、盂下、锁骨下脱位三种。根据脱位的时间与复发次数，可分为新鲜、陈旧和习惯性脱位。

（一）诊断要点

患者有明显外伤史。肩部肿胀、疼痛、活动功能障碍。患肩倾斜下垂，方肩畸形，健手经常托住患侧前臂。有弹性固定，在喙突下、腋窝内或锁骨下可触及肱骨头。搭肩试验呈阳性（患侧肘关节屈曲，肘尖不能贴紧胸壁，若勉强将肘贴胸，则患侧之手不能搭在健侧肩部）。合并肱骨大结节撕脱骨折者，局部肿胀明显，可有瘀斑及骨擦音。肩关节X射线检查可了解肱骨头移位的方向与位置，确定脱位的类型，并可了解有无并发骨折。此外，还要注意患肢有无神经、血管损伤的表现。

（二）辨证分析

直接暴力和间接暴力均可造成肩关节脱位，但以间接暴力所致的多见。患者侧向跌倒，上肢外展外旋，手掌向下撑地，暴力向上传达到肱骨头，肱骨头冲破较薄弱的肩关节囊前壁，向前滑出至喙突下间隙，造成喙突下脱位，这种情况较为多见。如暴力继续向上下部传达，肱骨头可能被推至锁骨下部，造成锁骨下前脱位，这种情况较为少见。当上肢过度高举、外旋、外展向下跌倒时，肱骨颈受到肩峰冲击，成为杠杆支点，使肱骨头向前下部滑脱，先造成盂下脱位，后可滑至肩前形成喙突下脱位。从前往后或从后往前的打击或冲撞等直接暴力作用于肩关节，亦可造成肩关节后脱位或前脱位，但这种情况较少见。肩关节脱位时，周围的软组织可发生不同程度的损伤，还可合并骨折，30%~40% 的患者合并有大结节撕折，少数可合并肩胛盂边缘骨折或肱骨头骨折。肩关节首次脱位若处理不当，或关节周围软组织未修复好而过早活动，以及先天性肩关节发育不良或缺陷，易致习惯性脱位。关节脱位后，筋肉受伤，脉络受损，气血凝滞，阻塞经络，故初期可见局部肿胀、疼痛、活动功能障碍等。

（三）证候分类

1. 初期

【治法】活血祛瘀，消肿止痛。

【方药】

（1）主方：活血祛瘀方。当归10克，赤芍10克，红花12克，栀子10克，桃仁10克，泽兰10克，生地黄15克，三七末3克（冲服）。水煎服，每日1剂。

（2）外用方：消肿止痛膏。姜黄、羌活、干姜、栀子、乳香、没药各150克。共研细末，用凡士林调成60%软膏，外敷患处。

2. 中期

【治法】舒筋活血，强筋壮骨。

【方药】

主方：壮筋养血汤。当归9克，川芎6克，白芷9克，续断12克，红花5克，生地黄12克，牛膝9克，牡丹皮9克，杜仲6克。水煎服，每日1剂。

3. 后期

【治法】补肝肾，壮筋骨。

【方药】

（1）主方：补肾壮筋汤。熟地黄12克，当归12克，牛膝10克，山萸肉12克，茯苓12克，续断12克，杜仲10克，白芍10克，青皮5克，五加皮10克。水煎服，每日1剂。

（2）外用方：骨科外洗一方。宽筋藤30克，钩藤30克，金银花藤30克，王不留行30克，刘寄奴15克，防风15克，大黄15克，荆芥10克。解除固定后，煎水熏洗患肢。

（四）其他疗法

1. 整复方法

（1）拔伸足蹬法。患者仰卧，术者立于患侧，双手握住患肢腕部，并用足（右侧脱位用右足，左侧脱位用左足）抵于腋窝内。先在肩外旋、稍外展位置沿伤肢纵轴方向拔伸牵引，继而徐徐内收、内旋，利用术者足掌为支点的杠杆作用，将肱骨头挤入关节盂内。当有回纳感觉时，整复即可成功。若肱骨头仍未复位，可能为肱二头肌长头腱阻碍所致，可将患肢进行内、外旋转，使肱骨头绕过肱二头肌长头腱，然后再按上法进行复位。

（2）拔伸托入法。患者坐位，第一助手站于患者健侧后，用一宽布带套住患侧腋窝下胸部并斜向健侧肩上。第二助手一手握住患肢肘部，另一手握住腕上部，将患肢外展外旋。两助手徐徐用力进行拔伸牵引。与此同时，术者立于伤肩的外侧，以两手拇指压住其肩峰，其余四指插入腋窝，将肱骨头向外上钩托。第二助手逐渐将患肢向内收、内旋位继续拔伸，直至肱骨头有回纳感觉，复位即可成功。

（3）陈旧性肩关节脱位。应严格掌握手法整复的适应症，手法操作必须轻柔稳妥。复位前可用舒筋活络中药煎水外洗患者，并进行适当按摩。复位方法可采用拔伸托入法（卧位），在全身麻醉或臂丛麻醉下，术者环握肩部，第二助手使患肩作各方向的活动，动作应持续有力，范围逐渐增大，将粘连拉开之后，再施行拔伸托入手法。

2. 固定法

复位后必须予以固定，使关节周围受伤的软组织得以修复，避免日后形成习惯性脱位。一般可用胸壁绷带固定法，将患侧上臂保持在内收内旋位，肘关节屈曲 60°~90° ，前臂依附胸前，将上臂用绷带包扎固定于胸壁，前臂用颈腕带或三角巾悬托于胸前。固定时间 2~3 周。

3. 练功活动

固定期间练习腕和手指活动，但必须禁止上臂外旋活动，以免影响软组织的修复。解除固定后，逐步作肩关节各方向主动活动锻炼。

颈椎病

颈椎病，指因颈部损伤、长期劳损及软组织退变，造成脊柱内外平衡失调，压迫或刺激颈神经根、颈部脊髓、椎动脉或交感神经，引起眩晕、肩臂痛或瘫痪及其他一系列综合症状为主要特征的疾病。因肩臂疼痛占大多数，故又叫作颈臂综合征。多发生于40岁以上的中年人及老年人。可分为痹痛型（神经根型）、眩晕型（椎动脉型）、瘫痪型（脊髓型）等，其中以痹痛型最为多见。男性发病略高于女性。

（一）诊断要点

颈部和一侧（或双侧）上肢疼痛，患侧手指麻木，握力减退，活动失误，颈椎棘突，棘突旁或肩胛骨肉上角有压痛点。头晕头痛，恶心呕吐，头颈旋转则眩晕加重，甚至猝倒，但意识无障碍，肢体麻木。肩颈部疼痛，四肢麻木，力量减弱，僵硬发抖，步态笨拙，走路不稳或有踩棉花感。有的患者出现胸或腹部束带感，甚至大便失禁，小便潴留，肌力减退，肌肉萎缩，痛觉减退或消失，膝反射亢进，可引出病理反射，髌阵挛、踝阵挛亦常有出现。

（二）辨证分析

主要是中年以后，体质渐弱，正气虚损，风寒湿邪乘虚而入，或跌、扑、闪、挫及劳损等伤及筋骨、气血经络所致。

（1）体质渐弱

素体虚弱、肝肾亏损，年老体衰是本病的重要原因。肾藏精、主骨，肝藏血、主筋。《素问·上古天真论》有“五八肾气衰”“七八肝气衰，筋不能动”“身体重，行步不正”之说。

（2）外邪侵淫

老年体虚，腠理疏松，营卫不固。气候突变，外邪易于骤然侵淫人体，风为阳邪，其性轻扬，善行而数变。风邪流窜经络，闭阻经筋而出现肢节游走不定的疼痛。寒为阴邪，易伤阳气，阳气虚损；寒凝气机，气血运行不畅，不通则痛，客于肌表，滞于经筋，功能活动受到限制。

（3）慢性劳损

由于颈项、肩背部长期伏案工作，使颈项部肌筋长期牵掣，久之则伤筋耗血，致使气血不足，筋骨失其濡养。

（4）跌扑闪挫

由于外伤或平时卧睡姿势不正，造成筋脉受损，而致气血瘀滞，经络不通，气血运行不畅，故颈项、肩背部为肿为痛。

（5）先天畸形

由于骨关节先天畸形，出生时已存在，虽生后多无症状，但中年以后，由于劳累或感受风寒湿邪等，均可引发疾病。

（三）证候分类

1. 痹痛型

【治法】活血通络，补肝益肾。

【方药】

（1）主方

舒筋汤。当归10克，白芍10克，姜黄6克，宽筋藤15克，海桐皮12克，羌活10克，防风10克，续断10克，松节6克，甘草6克。水煎服，每日1剂。疼痛较重者，加细辛5克、威灵仙12克；肝肾亏损者，加杜仲12克、鹿角霜15克；气血虚弱者，加黄芪15克、首乌30克。

（2）中成药

①骨仙片。口服，每次4~6片，每日3次，开水送服。

②骨质增生丸。口服，每次2丸，每日2~3次，开水送服。

③骨刺丸。口服，每次1~2丸，每日2~3次，开水送服。

④壮骨关节丸。口服，每次6克，每日2次，饭后开水送服。

2. 眩晕型

【治法】滋水涵木，平肝熄风。

【方药】

主方：天麻钩藤饮。天麻6克，钩藤10克，牛膝12克，石决明15克（先煎），杜仲12克，黄芩6克，栀子6克，益母草10克，桑寄生10克，夜交藤10克，茯神10克。水煎服，每日1剂。肝肾亏虚者，去黄芩、栀子，加熟地黄15克、山萸肉10克；气血两虚者，加黄芪20克、首乌30克、川芎6克；痰湿中阻者，加法半夏12克、陈皮3克。

3. 瘫痪型

【治法】散瘀化痰，疏通经络。

【方药】

（1）主方：补阳还五汤加减。黄芪30克，当归尾6克，赤芍4.5克，地龙3克，川芎3克，桃仁3克，红花3克，威灵仙15克，白僵蚕10克，白附子5克。水煎服，每日1剂。肝肾亏虚者，加杜仲12克、肉苁蓉12克、山萸肉10克。

（2）单方验方：全蝎粉。口服，每次1.5克，早晚各1次，开水送服。

（四）其他疗法

1. 按摩疗法

患者端坐，颈稍前屈，术者点按风池、天柱、大椎、肩髃、手三里、阿是穴，3~5分钟。然后自颈部下至背、再至肩反复捏揉和推按数次，再用双手拇、示指横向弹拨紧张或痉挛的肌肉，反复二三次。等患者疼痛减轻、肌肉痉挛缓解后，术者一手托住患者下颌，一手托枕部，缓缓用力向上牵引，同时轻轻左、右旋转颈部3~4次，最后一次稳稳用力，以增加旋转范围，但切忌粗暴。每日或隔日按摩1次。

2. 颌枕带牵引

患者坐位或仰卧位，颈部稍前倾或中立位，牵引重量为2~5千克，每次牵引20~30分钟，每日1~2次。通过牵引可缓解肌肉痉挛，扩大椎间隙，使气血流通，症状缓解。牵引重量的大小，可从轻开始，适应后再逐渐加重。牵引时间的长短，可从短开始，然后逐渐延长，以患者舒适为宜。

3. 练功活动

症状稍减轻后，应每日坚持练颈功，如望后观瞧、与项争力等动作，以巩固疗效及预防复发，但眩晕型患者不宜作颈部旋转动作。

4. 护理方法

（1）病室内宜保持空气新鲜，环境舒适安静，光线柔和，温湿度适宜。

（2）注意卧床休息，不要高枕。平卧时，枕头的高度以颈部微曲为宜，一般不超过10厘米。侧卧时不宜过低，枕头的高度以一侧肩宽为宜，以保持颈部中立位。

（3）注意颈项部的保暖，忌风吹受寒或淋雨受湿。

（4）落枕型患者，颈项僵硬，疼痛时可用红花油或按摩乳涂搽，按摩局部至发红。

（5）保持良好的体位姿势，注意颈部的休息。不做长时间的低头姿势，如织毛衣、打字、缝纫等，也不宜多做颈部旋转动作，避免猝倒，发生意外。

落　枕

落枕，又称失枕，指患者在入睡前无任何症状，晨起后感到项背部明显疼痛，活动受限。主要是睡眠姿势不当，颈部血行不畅或风寒侵袭、痹阻经络所致，经X射线或CT扫描无异常发现。多发生在冬春两季，以20岁以上的青壮年发病者为多。治疗时，须选用祛风散寒、行气活血、温经止痛的中药。

（一）诊断要点

睡眠后自觉颈部酸楚疼痛，其痛可向背部和肩部放散。头部倾向患侧，颈部活动不自如，旋转头部时常与上身同时转动。患侧颈部肌肉痉挛呈条索状，压痛广泛，拒按。检查时颈部肌肉有触痛、浅层肌肉痉挛，挛缩，摸起来有条索感。检查时注意有无手臂麻痛等神经根刺激症状。

（二）辨证分析

在睡眠时因睡姿不良，睡枕过高、过低或过硬，以致头颈部长时间处于过度偏转位置或使颈项部肌筋过度牵拉，而致肌筋强硬不和，气血运行受阻。在睡眠后，颈背部遭受风寒湿之邪侵淫，致使颈背部经络痹阻，气血凝滞，肌筋失养，致筋硬、筋强、功能障碍。损伤往往以累及一侧软组织为主，常见受累的肌肉为胸锁乳突肌、颈长肌、斜角肌、斜方肌、颈夹肌及提肩胛肌等。

（三）证候分类

1. 肌筋损伤型

【治法】舒筋活血。

【方药】

（1）主方

葛根汤加减。葛根15克，麻黄8克，桂枝15克，白芍15克，甘草5克，生姜3片，大枣3枚，当归12克，威灵仙10克，钩藤10克，羌活10克。水煎服，煎渣湿热敷颈部，每日1剂。

（2）中成药

①舒筋活络丸。口服，每次1丸，每日2次，用姜汤送服。

②麝香风湿膏。外用，贴于患处。

（3）外用方

骨科外洗二方。桂枝15克，威灵仙15克，防风15克，五加皮15克，细辛10克，荆芥10克，没药10克。煎水湿热敷颈部。

（4）单方验方

加减益气汤。黄芪、人参各12克，升麻、葛根各9克，白芍3克，加水700毫升略泡，先用武火煎沸后，改为文火续煎30分钟。取药汁1次口服，每日1剂。

2. 风寒外侵

【治法】祛风，散寒，除湿。

【方药】

（1）主方

防风甘草汤。防风、羌活各6克，川芎3克，炙甘草5克，菊花 10 克，茶叶、蔓荆子各 8 克。水煎服。如果在睡前服 1 剂，翌晨即可霍然。

（2）外用方

二草汤。伸筋草 80 克，透骨草 80 克。将二味合在一处，用醋拌匀后装在布口袋里，扎口后放在锅内蒸之，约 20 分钟即可。将药袋取出用毛巾包好敷之，降温后除去毛巾直接敷之，每日 2 次。

（3）单方验方

①加味芍甘汤。葛根 20 克，木瓜 15 克，防风、威灵仙各 12 克，白芍 6 克，加水 800 毫升略泡，先用武火煎沸后，再改用文火续煎 30 分钟，滤出药汁 1 次口服，每日 1 剂。寒重者，宜加用桂枝；久病或外伤者，可加地龙和没药等同煎。

②刀豆壳汤。刀豆壳 15 克，羌活、防风各 9 克，加水 800 毫升后略泡，先用武火煎沸，再用文火续煎 30 分钟，滤出药汁 1 次口服，每日 1 剂。

（四）其他疗法

1. 理筋手法

患者端坐凳上，术者用拇指、示指分别按压在天柱、风池等穴，3~5 分钟；往下揉按数次，在主要的肌痉挛处用拇指横向弹拨数次，以弹筋手法，捏拿患侧肩部肌肉数次。然后术者两前臂分别压住患者双肩，两手拇指置于患者枕后，四指托住下颌，两手同时用力向上牵引 2~3 分钟。继而术者一手托其后枕，另一手托其下颏，使头略向后仰，用两手左右旋转其头，待患者能主动配合至头的旋转流利无阻时，可突然向患侧加大活动范围（使下颏角处于锁骨前缘），在活动过程中，会听到发出清脆的弹响声音，略停片刻随即将下颏角旋向健侧同样位置。最后用理顺手法，徐徐在颈项和肩部按摩3~5分钟，以理顺筋肉。

2. 针灸治疗

（1）体针。选取落枕、后溪、阿是穴、悬钟为主穴，风池、外关、昆仑为配穴。针患侧，先刺落枕或悬钟，轻轻捻转，嘱患者配合摇动颈部，再针其余穴位，用泻法。针后加灸法或拔火罐。

（2）耳针。选用颈、颈椎、压痛点、神门、皮质下等穴，强刺激，捻针时嘱患者徐徐转动颈部，2~3分钟，留针60分钟。

3. 练功活动

手法后宜加强颈部功能锻炼，可作头颈的俯仰、旋转动作，以舒筋活络。同时，枕头应高低适宜，并注意颈部保暖。

4. 护理方法

（1）调整枕高及枕头的硬度，避免再发。

（2）调整睡眠的姿势，使睡眠时项背部不要过度弯曲，以避免项背部肌肉过度强直。

（3）睡时不宜贪凉，不宜将颈部对着风扇吹，在空调环境下应注意颈部的保暖工作。

（4）工作时要保持正确的工作姿态，不宜长时间保持低头或抬头动作。

（5）局部热敷，以湿热敷效果为佳，其方法是用湿热毛巾敷于项背之疼痛部位，热度以能耐受为宜，感觉毛巾不热时即更换，每日1~2次，每次10~15分钟。

第七章　皮肤科病症诊断

足　癣

足癣，又称脚气，由致病性真菌侵入足部表皮引起的足部皮肤病，具有传染性。一般发生于足底及趾间。其病因多为湿热下注，或因久居湿地染毒而成。足趾间糜烂发白，奇痒难忍，抓破后露出红润面，常继发感染。与中医学的“臭田螺”“田螺皮包”类似。

（一）诊断要点

发生于足底、足缘、足弓和趾间及趾屈侧面。常于夏季发病或加重，冬季减轻。形态分为水疱型、糜烂型、鳞屑型三种类型。各型可互相转化，也可同时存在，不过某一时期常以其中一型的表现为主。

1. 水疱型

水疱型多发于足弓和趾侧。表现为群集或散在分布的深在性小水疱，如粟粒大小，疱壁一般比较厚，破溃或吸收后有少许鳞屑。自觉瘙痒明显，常因搔抓或自行用针挑水疱而继发感染。

2. 糜烂型

糜烂型发生于趾间，尤以第三、第四趾间最常见。表现为局部表皮湿润，浸渍发白，自觉剧痒。常因搔抓摩擦，表皮破损剥落而露出潮红的糜烂面，此时则瘙痒并有灼热疼痛感，分泌物有特殊臭味。本型也容易因搔抓而继发感染。

3. 鳞屑型

鳞屑型发生于足底、足缘。表现为角化过度，干燥，粗糙，脱屑，基底淡红。自觉微痒或不痒。冬季则皲裂疼痛。

4. 病程缓慢

病程缓慢通常多年不愈。可作真菌直接镜检或真菌培养检查，以进一步明确诊断。

（二）辨证分析

足癣多因风湿热生虫、邪毒下注足部所致，也可由接触染毒而得。主要采用外治法，若水疱型或糜烂型继发感染者，则多属湿热，此时宜结合辨证治疗，治疗方法为清热解毒利湿。

（三）证候分类

【临床表现】可见有水疱型或糜烂型足癣之皮疹表现。因患者搔抓、磨擦或自行用针挑水疱，或治疗不当，而见局部红肿，或有脓疱，糜烂，渗液，灼热疼痛感，同侧腹股沟淋巴结肿大触痛，伴有恶寒，发热，全身不适，倦怠乏力，口干口苦，小便黄赤，大便干结。舌质红，苔黄或黄腻，脉弦数或滑数。

【治法】清热解毒利湿。

【方药】

（1）主方

龙胆泻肝汤合萆薢渗湿汤加减处方。萆薢、泽泻各15克，龙胆草、车前子、黄柏各12克，栀子、木通各9克，金银花、生薏苡仁、鱼腥草各30克，生甘草6克。水煎服，每日1剂。大便秘结者，加生大黄12~15克（后下）；湿毒较重者加土茯苓30克。

（2）中成药

①龙胆泻肝丸。口服，每次6克，每日3次，温开水送服。

②鱼腥草注射液。每次4毫升，肌内注射，每日2次。

（3）单方验方

银花牛膝煎。金银花30克，牛膝12克，车前草、茯苓各15克，紫花地丁10克。水煎服，每日1剂。

（四）其他疗法

1. 外治法

（1）蛇床洗剂。蛇床子100克，乌梅肉、苦参、苦楝皮各30克，苍术、黄柏、川椒各20克，白及粉、枯矾各15克，适量加水，文火煎50分钟。先用盐水清洗患处10分钟。药液倾入盆中，待温度适宜后，将患足浸入其中30~60分钟，早晚各1次。

（2）三黄洗剂。黄连、黄柏、大黄、白芷、百部、土槿皮各10克，薏苡仁、苦参、白鲜皮、蛇床子各15克。将以上药材放在煎锅内加水3000毫升，浸泡1小时，置

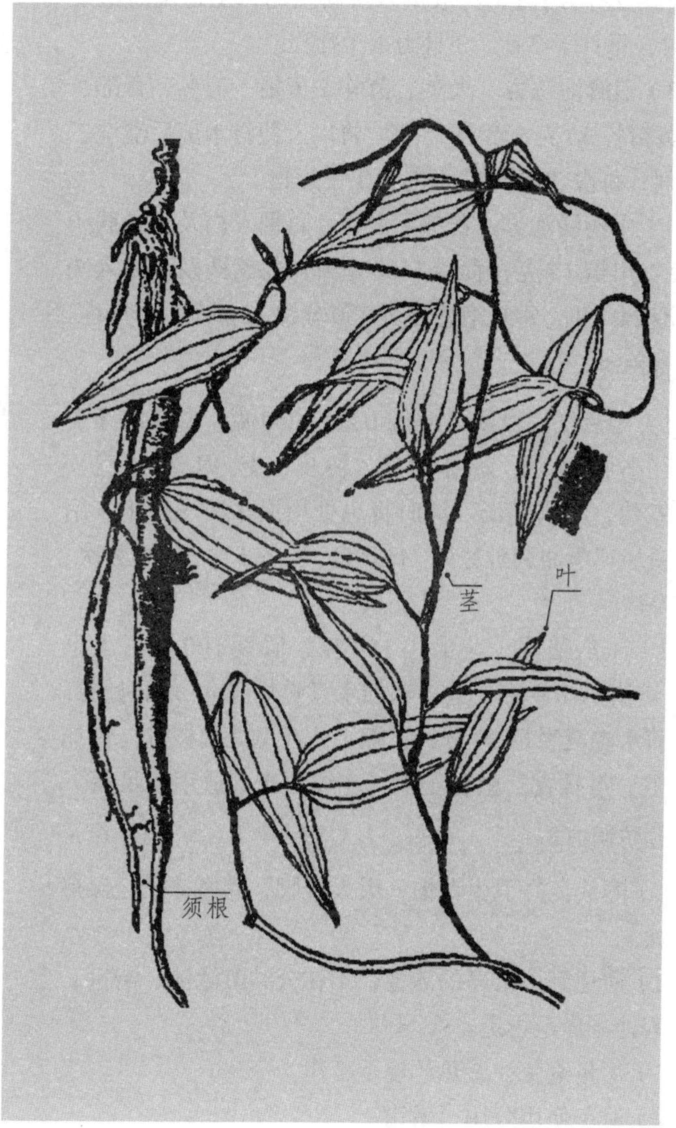

百部

BAIBU

草部／蔓草类／润肺止咳／杀虫灭虱

火上煎沸，滤出药渣，药液倒入洗脚盆内，至适温后泡足1~2小时，每日1~2次，3日为1个疗程。

（3）消癣泡洗方。大黄、茵陈、黄柏、苦参、百部、花椒、黄精各30克，藿香15克。将以上药材水煎后泡洗，每日1剂，每次30分钟，1周为1个疗程。

（4）中药浸泡方。苦参、大黄、百部、白及、地肤子各30克，川椒15克，食醋1500毫升。将诸药及醋放入洗脚盆浸泡24小时，每日泡患足20~30分钟，2周为1个疗程。

2. 食疗法

（1）鲤鱼红小豆汤。鲤鱼1条约250克，宰杀洗净下锅，加红小豆50克、薤白50克、陈皮5克、生姜10克、水适量煮熟，吃肉喝汤。同时将患处用温水洗净擦干，用皂角刺粉加鸡蛋油调敷患处。每日食、敷各1次，连续数次。适用于足癣。

（2）凤爪踏珠。花生仁150克，眉豆100克，大枣10枚，鸡脚爪100克，共入锅加水煮熟烂服食。同时用鲜柳树叶煎水洗浸患足30分钟，擦干，在患处用核桃仁粉加香油调敷。每日食、敷各1次，连续数次。适用于足癣。

3. 预防调护

（1）养成良好卫生习惯，天天洗脚，勤换袜子，保持鞋袜干燥。

（2）避免到不洁净的泳池，不在公共游泳池、浴室、健身房等地方赤足行走。

（3）尽量避免在湿热环境下工作。

（4）避免使用公用指甲钳。

疥　疮

疥疮，为疥虫引起的接触传染性皮肤病，集体生活中易造成流行。皮疹好发于指缝、手腕曲侧、肘窝、腋窝、乳房周围、脐周、大腿内侧等部位。皮损为丘疹及小水疮，如继发感染则生脓疮，剧烈瘙痒以夜间为甚。古医籍尚有虫疥、湿疥之称，其继发感染者称为脓窝疥、西医也称为疥疮。

（一）诊断要点

有疥疮患者接触史，常在家庭或在集体生活的人群中传播。好发于全身皮肤薄嫩和皱褶处，如手指缝、手腕屈侧、肘窝、腋窝、生殖器、腹股沟、大腿内侧、下腹部、脐周、臀部、女性乳房下等处，其中以指缝处最为常见，一般不累及头面颈项处（儿童除外）。自觉剧痒，尤以遇热及夜间为甚。病程不定，按规范治疗疗效较好，预后良好。但搔抓可出现抓痕、结痂以及湿疮样变。镜检可查出疥虫或虫卵。

（二）辨证分析

疥疮需与湿疹相鉴别。湿疹较常见，与超敏反应有关，损害具有多形性、渗出性、对称性，伴剧烈瘙痒，易复发。疥疮因感染疥虫所致，传染性很强，与疥疮患者直接接触或间接接触（如使用患者用过而未经消毒的衣服、被席、用具等），往往很容易被传染。疥疮的治疗主要采用外治法。

（三）证候分类

一般不需内服。

（四）其他疗法

1. 外治法

（1）外治以杀虫为主。硫黄为古今治疗疥疮的特效药，成人一般可搽10%~20%硫黄软膏，婴幼儿可搽5%~10%硫黄霜剂。亦可用一扫光或雄黄软膏等外搽。

（2）先用热水及肥皂洗澡后，再搽药。一般先搽好发部位，再搽全身，每日早晚各搽1次。连续3天，第4天再洗澡换衣被，此为1个疗程。一般治疗1~2个疗程，停药后观察1周左右，如无新发皮损出现，即为治愈。两周后如果仍痒或发现疥虫，应再按上法治疗。

（3）百雄洗方。生百部30~60克，苦参、白矾各30克，花椒15克，雄黄、川楝子、蛇床子、大枫子各15~30克，草乌、荆芥各10克。加水1500毫升，煎煮取汁。趁温于每晚擦洗全身30分钟，连洗10日。

（4）大枫子膏。大枫子肉、槟榔、花椒、蛇床子、硫黄各10克，生猪油适量。将前5味药共研细末，用生猪油调匀。外搽患处，每日1~2次。

（5）苍耳子膏。苍耳子15克，黄连10克，冰片2.5克，凡士林适量。将苍耳子、黄连、冰片分别研为细末，再共同研细混匀，加入凡士林调成软膏。外涂患处，每日2次。

（6）全蝎油膏。硫黄40克，全蝎10条，红糖20克。先将全蝎、红糖分别研末，再将硫黄熔化后加入前药末中拌匀，倒石板上冷却后再研成细末。用香油调涂患处，每日 1~2 次。

2. 预防与护理

（1）注意个人卫生，勤洗澡、勤换衣。

（2）不与患病者同居，患者衣被应煮沸消毒或在阳光下暴晒。

湿疹

湿疹，是临床中常见的一种病证。大多由于饮食不节，嗜酒肥甘，或以水为业，久居湿地，都可以造成脾胃失于健运，湿自内生，与热相合，其性顽固，“如油投面，难解难分”，治疗棘手。可出现在局部或全身，红色疙瘩，瘙痒难忍，夜间加重，甚者搔抓后流出黄水且黏。

（一）诊断要点

好发于面部、耳后、阴囊、大腿、肛门周围。常以对称分布，病程 2~3 周消退。皮损为多形性损害。

1. 急性期

急性期红斑、丘疹、水疱，大量渗出液。

2. 亚急性期

亚急性期渗出少，有结痂。

3. 慢性期

慢性期以结痂、苔藓化为特征。

应与接触性皮炎相鉴别。后者一般有明确的接触史，皮疹发生于接触部位，边界清楚，皮疹形态较单一，较重者可发生大疱，一般病程较短，去除病因（不再接触致敏物质）后很快可痊愈。应与牛皮癣作鉴别。后者皮疹以典型的苔癣样变为主，无多形性皮疹，无渗出表现，且皮疹80%~90%发生于颈项部，其次为肘部、骶尾部等。

（二）辨证分析

主要因风、湿、热阻于肌肤所致；或因饮食不节、饮食不当，如过食生冷、辛辣、甘厚之品，脾胃失和，致湿热毒邪内生，又外感风湿热邪，内外合邪，浸淫肌肤所致；或因素体虚弱，易感易生诸邪，且脾为湿困，湿热蕴久所致；或由过敏性食物、有害气味、化纤服装等强烈刺激所致。本病宜结合外治法。

（三）证候分类

1. 湿热型

【临床表现】皮肤可见红斑、肿胀、丘疹、水疱、脓疱、糜烂，渗液较多，浸淫成片，瘙痒较剧烈。可伴有发热，疲乏倦怠，或有腹痛，便秘或腹泻，小便短赤。舌质红，苔黄腻，脉滑数或弦滑数。

【治法】清热利湿，佐以祛风。

【方药】

（1）主方：萆薢渗湿汤加减。萆薢15克，薏苡仁、土茯苓、滑石、鱼腥草各30克，牡丹皮、泽泻、通草、防风、黄柏各12克，蝉蜕6克。水煎服，每日1剂。

（2）中成药：龙胆泻肝丸。口服，每次 6 克，每日 3 次，温开水送服。

（3）单方验方：凉血止痒煎剂。荆芥、炒黄芩、牡丹皮、赤芍、刺蒺藜、苦参各 15 克，生地黄、土茯苓、茵陈、白鲜皮、地肤子各 30 克。将以上药水煎，真空包装，每袋 250 毫升。每次服用 1 袋，每日 2 次。

2. 风热型

【临床表现】皮肤见红斑、丘疹、鳞屑、结痂，可有少量渗液。舌质红，苔薄白或薄黄，脉浮数。

【治法】疏风清热，佐以利湿。

【方药】

（1）主方：消风散加减。荆芥、防风、牛蒡子、苦参各 12 克，蝉蜕 9 克，生地黄 25 克，生石膏 30 克（先煎），鱼腥草 30 克，金银花 15 克，生甘草 6 克。水煎服，每日 1 剂。瘙痒较剧者，加浮萍 9 克，白蒺藜 15 克；渗液偏多者，加土茯苓 30 克、木通 12 克。

（2）中成药：防风通圣丸。口服，每次 6 克，每日 2~3 次，温开水送服。

（3）单方验方：旋耳汤。粉萆薢、生薏苡仁、细生地黄各 10 克，连翘、赤芍、泽泻各 5 克，生甘草 3 克。水煎，每日 1 剂，分 2 次温服。

3. 血虚风燥型

【临床表现】患部皮肤增厚，表面粗糙，或呈苔藓样变，色素沉着，脱屑，或见头晕乏力，腰酸肢软。舌质淡红，苔薄淡红，苔薄白，脉缓或濡细。

【治法】养血祛风。

【方药】

（1）主方

当归饮子加减。当归、防风各 12 克，川芎、荆芥各 9 克，白芍、何首乌、丹参、白蒺藜各 15 克，生地黄 25 克，生甘草 6 克。水煎服，可复渣再煎服，每日 1 剂。

（2）单方验方

①千斤首乌汤。千斤拔 30 克，何首乌 15 克，乌豆衣 12 克，当归、蝉蜕、苦参、白藓皮各 9 克。水煎服，可复渣再煎服，每日 1 剂。

②首乌归地汤。何首乌藤、鸡血藤、沙苑子、茯苓各 30 克，当归、赤芍、白芍各 12 克，熟地黄、苦参、防风、浮萍草、泽泻各 10 克，地肤子、乌梅各 15 克，甘草 6 克。水煎，每日 1 剂，早晚分服。

（四）其他疗法

1. 外用法

（1）苦参洗剂。黄柏、苦参、地肤子、野菊花、生百部、石菖蒲、地榆、徐长卿各 30 克，防风 15 克。将以上药加水煎至 2000 毫升，将药汁倒入清洁盆内，先熏洗后坐浴约 20 分钟。

（2）胡桃仁适量。将胡桃仁捣碎，炒至焦黑出油为度，研碎成糊状，敷于患处，每日 1 次，连用多日。适用于慢性湿疹。

（3）臭梧桐、野菊花、地肤子各 30 克，明矾 10 克。

加水煎汁，熏洗患处。

2. 饮食疗法

（1）土豆粥。土豆、粳米、桂花、白糖各 100 克。先将土豆削洗干净，切成小块。洗净粳米，放入锅内，加适量水，烧沸后加入土豆熬煮成粥。然后再调入桂花、白糖即可食用。适用于湿疹。

（2）莲花粥。莲花 5 朵，糯米 100 克，冰糖 15 克。摘下初开的莲花，用清水漂净。洗净糯米，加适量水熬煮成粥，待粥将熟时加入冰糖、莲花稍煮，即可食用。适用于湿疹。

3. 预防调护

（1）饮食忌辛辣刺激性和发性食物，宜清淡，忌烟酒。

（2）洗澡时最好不用化学性洗涤用品，以免刺激皮肤，加重病症。

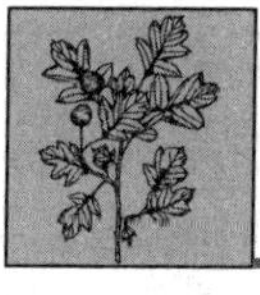

第八章　五官科病症诊断

白涩症

白涩症，指白睛不赤不肿而自觉眼内干涩不舒的眼病。白涩症之名首见于《审视瑶函·卷之三·白痛》：“不肿不赤，爽快不得，沙涩昏朦，名曰白涩。”多为双眼发病，与年龄、季节无关，药物治疗难取速效。类似于西医之慢性结膜炎、浅层点状角膜炎。

（一）诊断要点

自觉眼干涩不爽、泪少畏光、灼热微痒等，且诸症下午加重。白睛多不红不肿或隐见淡红血络，睑内也可如常或微见赤丝血脉及粟粒，于裂隙灯显微镜下检查黑睛，有的可见浅层点状星翳。

（二）辨证分析

白涩症有因暴风客热或天行赤眼治之不彻底，致邪热内恋，或表邪客肺久而不解，郁而成热；有因饮食不节，恣食辛燥炙煿，致脾胃运化失常，湿热内阻；有因脾肺两虚，或患眼疾过服寒凉，郁遏清阳之气，不能通达于目。热病伤阴，肺阴不足，使白睛失润；或肝肾阴虚，阴精不足，目失濡养。此外，不注意眼部卫生，过度疲劳，应配戴眼镜而不配戴，经常熬夜，生活起居无规律，或长久风沙烟尘刺激，也可造成此病。本病须根据局部与全身情况分清实证、虚证。邪热留恋或脾胃湿热时，眼涩痛，白睛微红，有少许眼眵，属实热证。肺阴不足时，眼干涩畏光，久视易疲劳，咽干舌燥；脾肺虚弱时，眼干涩羞明，视物疲劳，体弱神疲；肝肾阴虚时，眼干涩畏光，泪少，视物欠清，腰膝酸软，头晕耳鸣。此外，本病迁延日久而致气血瘀阻，脉络不畅，见眼涩痛明显，睑内及白睛红赤显著，赤脉粗大而迂曲者，需加强应用活血祛瘀法。本病属慢性外障眼疾，除眼部症状外，应根据全身情况辨证论治。

（三）证候分类

1. 邪热留恋型

【临床表现】暴风客热治不彻底，致使眼干涩不爽，有异物感或眼微痒，有少许眼眵，畏光流泪，睑内及白睛轻度红赤，全身症状不显。

【治法】清热利肺。

【方药】

（1）主方：桑白皮汤加减。桑白皮12克，地骨皮12克，黄芩9克，菊花9克，黄连6克，桔梗9克，玄参15克，麦冬12克，赤芍15克，防风9克，白芷9克，甘草6克。水煎服，每日1剂。

（2）中成药：野菊花冲剂。冲服，每次1包，每日3次。

2. 脾胃湿热型

【临床表现】眼干涩隐痛，眦帷时有白色泡沫状眼眵，睑内可见粟粒样小泡，胞睑重坠感，白睛污浊不清，病程持久难愈，全身可见口臭口黏，便溏不畅，溲赤，苔黄腻。

【治法】清利湿热。

【方药】

（1）主方：三仁汤加减。杏仁9克，白蔻仁9克，薏苡仁12克，法半夏9克，滑石15克，通草9克，泽泻9克，竹叶9克，厚朴9克，绵茵陈12克，黄芩9克，赤芍12克。水煎服，复渣再煎服，每日1剂。

临床效果：尚某，女，68岁。初诊：双眼发痒，畏光，干涩 2 年。患者 2 年前无明显诱因出现双眼发痒，干涩，在当地医院诊断为结膜炎，予托百士、泪然眼液点眼，病情时好时坏，门诊就诊时症见：双眼发痒，干涩畏光，时有胀痛，口苦口干，偶有头昏，眠可纳差，大便稀溏，小便可，舌质红，苔黄，脉弦。眼科检查：双眼视力 0.5 (–1.00 度), 双眼睑结膜轻度充血，少量滤泡，右眼角膜下方少量点状着染，玻璃体细丝状浑浊。双眼底未见明显异常。右眼压 15 毫米汞柱 , 左眼压 12 毫米汞柱 , 泪液分泌试验：右 13 毫米 , 左 25 毫米 , 诊断为中医：双眼白涩症（西医：双眼慢性结膜炎）, 辨证为脾胃湿热型, 治以清利湿热为主。用三仁汤加减，每日 1 剂。

按：患者老年女性，以眼外观端好，赤肿不显，目珠干涩不舒为发病特征，当属中医学“白涩症”范畴。睑结膜属胞睑，胞睑属脾，患者素体脾胃虚弱，脾虚运化失司，则纳差，大便稀溏，时值盛夏，复感风热致风热邪客于胞睑而双眼发痒、干涩、胞睑轻肿，热伤津液故口干口苦，病性属虚实夹杂，病位在胞睑白睛。本案风热犯目为主要病机，然患者素体脾胃虚弱，病性虚实夹杂，应一方面疏风清热以祛其邪，另一方面健脾益气、养血活血，扶本固本，以求“正气存内，邪不可干”。

（2）中成药：金菊五花茶冲剂。冲服，每次 1 包（或 1 块），每日 2~3 包。

3. 肺阴不足，虚火上炎型

【临床表现】眼干涩疼痛，畏光泪少，久视易疲劳，白睛微红赤，或黑睛星翳，频频眨眼，咽干，舌苔少，脉细。

【治法】养阴清肺。

【方药】

（1）主方：十珍汤加减。知母12克，地骨皮12克，生地黄20克，赤芍12克，当归9克，天冬12克，麦冬12克，牡丹皮12克，白蒺藜9克，白芷9克，蝉蜕6克。水煎服。

（2）中成药：扶正养阴丸（片）。口服，大蜜丸每次1丸，每日2次；片剂每次5片，每日3次。

4. 肝肾阴虚型

【临床表现】眼干涩畏光，泪少，视物欠清，频频眨眼，白睛微红，或黑睛星翳稀疏，全身可见腰膝酸软，头晕耳鸣，夜寐多梦，舌苔薄少，脉细弱。

【治法】补益肝肾，滋阴养血。

【方药】

（1）主方

杞菊地黄丸合明目地黄丸加减。熟地黄30克，山萸肉9克，牡丹皮9克，茯苓12克，泽泻9克，枸杞子9克，当归9克，决明子9克，五味子6克，白芍12克，柴胡6克。水煎服。

（2）中成药

①杞菊地黄丸。口服，每次6克，每日2次。

②肾宁神丸。口服，每次10克，每日2次。

（四）其他疗法

1. 外治

滴眼药水。可滴用抗生素眼药水或0.1%爱丽滴眼液、珍珠明目液、泪然滴眼液。

2. 针灸疗法

选睛明、上睛明、攒竹、四白、承泣、太阳、丝竹空、阳白等眼周穴，每次选3~4穴，平补平泻手法，每日1次，每次留针30分钟，10日为1个疗程。

3. 饮食疗法

（1）木耳茶糖汤。木耳30克，清茶6克，冰糖60克，共入锅中加水煎汤，吃木耳喝汤。每日1剂，连服数日。适用于急性结膜炎。

（2）鲜藕凉茶。鲜藕54克，切片，放入铝锅内，加水1碗半，慢火煮，待锅内水煮至原水量的2/3时，放入白糖搅匀，代茶饮。每日1次，连服数日。适用于目赤热痛，风热火眼。

（3）桑白皮苡仁粥。桑白皮30克，薏苡仁30克，粳米100克，红糖少许。桑白皮用水浸泡后用布包好，与薏苡仁、粳米同煮至粥成，捞起药渣，入红糖。每日分2次食用。适用于邪热留恋型。

（4）扁豆粥。白扁豆50克，粳米100克。将以上料洗净同入锅内，加水同煮粥。服食。适用于脾胃湿热型。

（5）淮山沙参猪瘦肉汤。山药30克，沙参20克，猪瘦肉100克，冰糖适量。猪瘦肉切块，同入锅内煮汤，加冰糖溶化。分2次服用。适用于肺阴不足，虚火上炎型。

4. 预防调护

（1）彻底治疗暴风客热或天行赤眼。

（2）避免熬夜、过用目力及风沙烟尘。

（3）饮食有节，食宜清淡，忌肥甘厚味、辛辣刺激、煎炸炙煿之品，禁烟酒。

（4）积极配合治疗，定期检查，注意眼部症状的变化。

风赤疮痍

风赤疮痍，指胞睑皮肤红赤如涂朱，起丘疹、水疱，甚则出现脓疱溃烂，发病迅速之眼病。多因脾胃湿热，复感风邪，上攻胞睑所致。以胞睑皮肤红赤、起疱、溃烂为特征。与西医学之眼睑皮肤炎症、湿疹、热疱疹、脓疱疮、带状疱疹相似。

（一）诊断要点

胞睑患部刺痒或灼痛，畏光流泪，或有头痛发热，食纳不香，严重病例可伴高热、头痛、恶心、呕吐。胞睑皮肤局限性红肿，其上出现丘疹、水疱，继则形成脓疱，破溃、结痂。急性者初起潮红肿胀，继而出现丘疹、水疱、糜烂、结痂。继发邪毒侵袭可形成脓疱；慢性者皮肤肥厚、粗糙及色素沉着。应与睑弦赤烂相鉴别。虽然两病均在眼睑部发红赤烂，但睑弦赤烂的病变局限于眦部睑弦，不波及睑皮肤面。与之相反，风赤疮痍是以眼睑皮肤的病变为主，一般不波及睑弦。

（二）辨证分析

多因脾胃湿热蕴积，外受风热毒邪，内夹心火，上攻胞睑所致。也有因其他眼病或点用药物过敏所致。胞睑红赤焮痛、起脓疱属热毒为犯，皮肤溃烂起水泡属湿热熏蒸，胞睑肿痒为风邪。证虽属风、湿、热毒为犯，但以红痛为主。治疗上以清热泻火解毒为先。

（三）证候分类

1. 风火上攻型

【临床表现】胞睑红赤如涂朱砂，疼痛难忍，局部坏疽溃烂。

【治法】清热泻火解毒。

【方药】

（1）主方

普济消毒饮加减。黄芩 12 克，黄连 9 克，连翘 9 克，板蓝根 15 克，僵蚕 9 克，柴胡 9 克，薄荷 6 克，玄参 15 克，赤芍 15 克，甘草 6 克，升麻 6 克，大青叶 15 克，金银花 15 克。水煎服，复渣再煎服，每日 1 剂。

（2）中成药

①牛黄解毒丸。口服，每次 4 片，每日 2~3 次。

②穿心莲片。口服，每次 5 片，每日 3 次。

③七厘散。每日 1~2 克和蜂蜜调匀，开水冲服。

2. 湿热兼风型

【临床表现】胞睑肿痒，皮色红赤，少许丘疹，渗出黏液。

【治法】祛风清热除湿。

【方药】

主方：除湿汤加减。荆芥 12 克，防风 12 克，滑石 30

克（先煎），车前子12克（包煎），木通9克，茯苓12克，黄芩9克，黄连6克，连翘12克，枳壳9克，陈皮6克，乌梅9克。水煎服。

（四）其他疗法

1. 外治法

（1）局部皮肤灼热刺痛。先用龙胆草、苦参、马齿苋适量，洗净煎水外洗患处，再搽炉甘石粉或滑石粉，每日2~3次。

（2）鲜羊蹄草适量，洗净捣烂如泥，外敷。

2. 饮食疗法

（1）黄花菜马齿苋饮。黄花菜、马齿苋各30克，洗净入锅内，加清水适量，武火烧沸后，文火煮30分钟即可饮用。适用于湿热兼风型。

（2）蛇舌草饮。白花蛇舌草30~60克，蜂蜜适量。前者水煎去渣取汁，调入蜂蜜即可饮用，病愈则止。适用于风火上攻型。

3. 预防调护

（1）饮食宜忌辛辣厚味以防生湿蕴热之源，多食清淡之品、水果及蔬菜。

（2）劳逸适度，增强体质，使邪不可干。

（3）远寒暑，避风、湿、热邪侵袭。

（4）避免接触过敏之药物，忌食海腥发物以防复发。

（5）本病为湿热之痰，不宜艾灸，若强行灸疗，可令湿热交蒸，病情加重。

耳鸣、耳聋

耳鸣、耳聋是听觉异常、听力下降的病症。耳鸣是自觉耳内鸣响，妨碍听觉的症状。耳聋则是听力不同程度的减退，甚至完全丧失，其轻者，听而不真，称为重听；重者不闻外声，称为耳聋。临床上，耳鸣、耳聋既可单独出现、先后发生，亦常同时并见。西医学的许多疾病包括耳科疾病、脑血管疾病、高血压病、动脉硬化、贫血、红细胞增多症、糖尿病、感染性疾病、药物中毒及外伤性疾病等均可出现耳鸣、耳聋。

（一）诊断要点

耳鸣表现为自觉耳内鸣响，声调多种，如蝉鸣、如风声、如雷鸣、如潮声、如汽笛声、如哨音等，有80%的耳鸣患者伴有耳聋。

耳聋表现为听力不同程度减退或完全丧失，部分患者伴有耳鸣、耳道阻塞感。根据病变性质可分为器质性和功能性两类。各种听力检查有助于分类诊断。

（二）辨证分析

病机总与耳窍闭塞有关，除先天性耳窍失聪外，多因急性热病、反复感冒以致邪热蒙窍，或因痰火，肝热上扰，以及体虚久病，气血不能上濡清窍所致，与肝胆脾肾等脏腑的功能失调有关，尤其与肾的关系更为密切。辨证要分新久虚实。新病多实，多由风热、痰火、肝胆火盛引起，属标；久病多虚，多由脾肾亏虚引起，属本。明代张介宾著《景岳全书·耳证》中云："凡暴鸣而声大者属实；渐鸣而声细者多虚。"清代张三锡著《医学准绳六要·治法汇》中云："耳鸣、耳聋，须分新久虚实。"对本病的新久、虚实作了扼要概括。凡风热所致者，暴然耳鸣耳聋，兼有表证；肝火者耳窍轰鸣，攻逆阵作，怒则加甚；痰浊者耳鸣眩晕，时轻时重，烦闷不舒；肾虚者耳鸣多细，如蝉持续，腰酸面悴；气虚者耳鸣时作，将息稍轻，劳则加重；阴虚者午后加重。

（三）诊断要点

1. 肝火上亢型

【临床表现】耳鸣如闻潮声，或如风雷声，耳聋时轻时重，每于郁怒之后，耳鸣耳聋突发加重，或兼耳胀耳痛感，或有头痛，眩晕，目红面赤，口苦咽干，或夜寐不安，烦躁不宁，或有胁痛，大便秘结，小便黄，舌红苔黄，脉弦数有力。

【治法】清肝泄热，开郁通窍。

【方药】

（1）主方

龙胆泻肝汤加减。柴胡 15 克，黄芩 15 克，栀子 15 克，生地黄 15 克，泽泻 15 克，车前子 12 克，木香 12 克，石菖蒲 12 克，菊花 15 克，甘草 6 克。水煎服。

（2）中成药

①夏桑菊冲剂。口服，每次 1~2 次，每日 3 次。

②炎热清胶囊。口服，每次 3 粒，每日 3 次。

2. 痰火郁结型

【临床表现】两耳鸣不息，蝉鸣或呼呼作响，有时闭塞憋气，听音不清，头昏沉重，胸闷脘满，咳嗽痰多，口苦或口淡而无味，二便不畅，舌红苔黄腻，脉弦滑。

【治法】清火化痰，和胃降浊。

【方药】

（1）主方：清气化痰丸加减。陈皮6克，北杏仁12克，枳实12克，黄芩12克，瓜蒌仁12克，茯苓15克，胆南星15克，制半夏12克，甘草6克。水煎服。

（2）中成药：复方蛇胆川贝末。口服，每次1瓶，每日2次。

3. 肾精亏损型

【临床表现】耳内常闻蝉鸣之声，昼夜不息，夜间较甚，以致虚烦失眠，听力渐降，兼头晕目暗，腰膝酸软，男子遗精，女子白淫，舌红少苔，脉细弱或细数。

【治法】补肾益精，滋阴潜阳。

【方药】

（1）主方

耳聋左慈丸加减。熟地黄15克，淮山药30克，山萸肉12克，茯苓15克，泽泻15克，牡丹皮15克，五味子12克，磁石30克（先煎），石菖蒲12克。水煎服。

（2）中成药

①六味地黄丸。口服，大蜜丸每次1丸（每丸9克），小蜜丸每次9克，水蜜丸每次6克，每日2次；片剂每次

5片，每日3~4次。

②金匮肾气丸。口服，大蜜丸每次1丸，小蜜丸每次9克，水蜜丸每次6克，每日2次。

③全鹿丸。口服，大蜜丸每次1丸，水蜜丸每次6克，每日2次。

4. 脾胃虚弱型

【临床表现】耳鸣耳聋，劳而更甚，或在蹲下站起时较甚，耳内有突然空虚或发凉感觉。倦怠乏力，纳少，食后腹胀，大便时溏，面色萎黄，唇舌淡红，苔薄白，脉虚弱。

【治法】健脾益气，升阳通窍。

【方药】

（1）主方：益气聪明汤加减。黄芪25克，党参15克。炙甘草6克，升麻15克，葛根30克，蔓荆子12克，白芍15克，石菖蒲12克。水煎服。

（2）中成药：补中益气丸。口服，大蜜丸每次1丸，水蜜丸每次5~10克，水泛丸每次6克，合剂每次15毫升，每日2~3次。

5. 气滞血瘀型

【临床表现】忽闻巨响、暴震或外伤后耳突聋，或耳聋日久，耳聋日渐加重，或觉眩晕不适，胸闷不舒，烦躁易怒，舌质淡暗或有瘀点瘀斑，脉弦或弦涩。

【治法】活血散瘀通窍。

【方药】

（1）主方：通窍活血汤加减。赤芍15克，川芎10克，桃仁10克，红花10克，石菖蒲12克，毛冬青15克。水煎服。

（2）中成药：毛冬青胶囊（片）。口服，胶囊每次3粒，片剂每次4~5片，每日3次。

（四）其他疗法

1. 针灸治疗

（1）针灸。取耳门、听宫、听会、翳风、中渚、外关、阳陵泉、足三里、三阴交、肾俞、脾俞等穴，每次取局部穴位及远端穴位各1~2穴，根据不同情况，分别采用补泻手法；虚寒者可用艾灸法。

（2）耳针。取内耳、肾、肝、脾、神门等穴，中等刺激，留针10~20分钟，或埋针、或耳珠敷贴，10~15次为1疗程。

（3）穴位注射。取耳门、听宫、听会、翳风、完骨、瘈脉等穴，每次选1~2穴，注入药液，药物如当归注射液、丹参注射液、毛冬青注射液。

2. 饮食疗法

（1）肉苁蓉羊肉粥。羊肉100克，肉苁蓉20克，大米60克，加水煎汁，去渣后入羊肉、大米煮粥，熟后加调料服食。

（2）莲子粥。莲子30克，糯米100克。莲子煮烂，加糯米，煮粥食用。具有益精气、强智力、聪耳目、健脾胃的作用，且可降血压。

（3）菊花粳米粥。菊花50克，粳米100克。先将菊花煎汤，再将菊花汤与粳米同煮成粥食用。

（4）红枣桃仁汤。桃仁15克（水发洗净），红枣

12 枚。水煮成汤，加红糖 1 匙，趁热饮食。

（5）胡桃肉芝麻散。胡桃肉、黑芝麻各 250 克。各炒至微黄，研碎，加冰糖碎屑，拌匀，每次 1 汤匙，加水冲服或干食，每日 2 次。

3. 预防调护

（1）耳鸣、耳聋是多种疾病的常见症状之一，积极防治引起耳鸣、耳聋的各种疾病，是防治耳鸣耳聋的关键。

（2）避免使用耳毒性药物，若因病情需要必须使用，应严密监测听力变化。

（3）加强身体锻炼，增强体质，调适温暖，谨防虚邪贼风侵袭，是预防风热外袭而致耳鸣耳聋的关键。受邪后要及早治疗，要用正确方法擤鼻涕。

（4）注意饮食调理，减少肥甘饮食，以防积滞成痰，是痰火壅结而致耳鸣耳聋之所必须。

（5）避免噪声刺激。

鼻衄

鼻衄，即鼻出血，严重出血不止称为鼻洪、鼻大衄，是多种疾病的常见症状，可见于各种年龄、时间和季节。轻者涕中带血，重者可引起失血性休克，反复出血容易导致贫血。出血部位大多数发生在鼻中隔下方，为黏膜的小血管破裂所致。

（一）诊断要点

鼻窍流血，轻者点滴而下，重者鼻衄如涌，可伴头昏、乏力、心慌，严重者可有失血性休克。鼻腔检查可发现出血点，并可发现有无鼻中隔偏曲，鼻腔和鼻咽部肿瘤等。应与气管、肺、咽、会厌、喉等处出血相鉴别。

（二）辨证分析

鼻衄的病因病机可分为虚、实两大类。实证者，多因肺、胃、肝之火热为主，火性上炎，循经上蒸鼻之脉络而为衄；虚证者，多见于肝肾阴虚，虚火上越，灼伤脉络而致衄，或因脾气虚弱，气不摄血而为衄。在辨证治疗方面，鼻衄主要依据病情的缓急、出血量的多少、血色的深浅、以及全身症状进行辨证治疗。

（三）证候分类

1. 脾不统血型

【临床表现】鼻出血，渗血而出，时出时止，面色无华，食欲不振，神疲懒言，舌淡，苔薄，脉缓弱。

【治法】健脾益气，摄血止血。

【方药】

（1）主方：归脾汤加减。党参 15 克，黄芪 15 克，茯苓 15 克，当归 10 克，白术 10 克，远志 10 克，艾叶 10 克，阿胶 10 克（熔化服），侧柏叶 12 克，地榆炭 12 克，炙甘草 6 克。水煎服。

（2）中成药：归脾丸。口服，大蜜丸每次1丸，小蜜丸每次9克，水蜜丸每次6克，每日3次。

2. 肝肾阴虚型

【临床表现】鼻出血，血色淡红，时作时止，量不多，兼见口干少津，五心烦热，头晕目眩，耳鸣健忘，潮热盗汗，舌质红或红绛少津，苔少，脉细数。

【治法】滋养肝肾，凉血止血。

【方药】

（1）主方：知柏地黄汤加减。知母12克，黄柏12克，牡丹皮15克，泽泻15克，山萸肉12克，生地黄15克，旱莲草15克，藕节15克，阿胶10克（溶化）。水煎服。

（2）中成药：六味地黄丸（片）。口服，大蜜丸每次1丸，小蜜丸每次9克，水蜜每次6克，每日2次，片剂每次5片，每日3~4次。

3. 肝火上逆型

【临床表现】鼻出血，血色深红，量多，不时而发，兼见头痛头晕，口苦咽干，胸胁苦满，烦躁易怒，失眠多梦，耳鸣耳聋，舌质红，苔黄，脉弦数。

【治法】清肝泻火，凉血止血。

【方药】

主方：龙胆泻肝汤加减。龙胆草15克，栀子15克，黄芩15克，生地黄15克，赤芍15克，柴胡10克，车前子10克，水牛角60克。水煎服。

4. 肺经风热型

【临床表现】鼻孔干燥，鼻中出血，血色鲜红，量少，点滴而出，兼见咳嗽痰少，口干身热，鼻塞流涕，咽喉疼痛，发热恶寒，舌尖边红，苔薄白而干，脉浮数或数。

【治法】疏风清热，凉血止血。

【方药】

（1）主方

桑菊饮加减。桑叶 12 克，菊花 12 克，连翘 12 克，黄芩 12 克，桔梗 12 克，牡丹皮 15 克，白茅根 15 克，芦根 15 克，山栀炭 10 克，甘草 6 克。水煎服。

（2）中成药

①牛黄上清丸。口服，每次 1~2 丸，每日 2 次。

②黄连上清丸。口服，每次 1 丸，每日 1~2 次。

（四）其他疗法

1. 穴位按摩疗法

双手的拇指和示指分别置于患者左右肩井穴前后，向肩井穴中心掐捏、挤压并将肩部肌肉稍稍上提，提至最高限度时加重指力，持续 5 秒后徐徐放松指力，使肌肉复原，连续 3 回为 1 次，每次间歇 1 分钟，连做 3 次。

2. 足部敷药疗法

大蒜 1 瓣去皮捣烂如泥，左鼻出血贴右足心，右鼻出血贴左足心，血止后即用温水洗去，敷药 2~5 分钟血止而愈。

3. 饮食疗法

（1）花生衣煎。花生衣 15 克，红枣 10 枚（去核），白糖适量水煎，分 2 次服。

（2）猪蹄黑枣汤。猪蹄 1 只和黑枣 250 克煎汤，熟时吃猪蹄黑枣，汤将阿胶 10 克溶化后加白糖饮服。

（3）菊旱藕粉汤。菊花 15 克，旱莲草 15 克，藕粉 30 克，白糖适量。前两味药煎汤去渣，趁热冲熟藕粉，白糖调服。每日 1 剂，连服 3~4 日。适用于鼻出血。

（4）雪藕猪肉汤。雪梨 2 个，藕节 15 克，瘦猪肉 100 克，加水煮熟后服食。每日 1 剂，连服 4~5 剂。适用于肾阴不足之鼻出血。

4. 预防调护

（1）忌食辛燥刺激性食物，避免加重病情。

（2）积极参加体育运动，增强体质。天气干燥时，饮服清凉饮料。

（3）调节情志，忌暴怒，保持平和心态。

牙 痛

牙痛，指牙齿因各种原因引起的疼痛。遇冷、热、酸、甜等刺激时牙痛发作或加重。凡以牙齿疼痛为主要症状者，均可诊断为牙痛，但必须结合临床表现及检查，找出病因和明确诊断。牙痛为口腔疾患中常见的症状之一，可见于西医学的龋齿、牙髓炎、根尖周围炎和牙本质过敏等。

（一）诊断要点

牙痛的主要症状是牙痛。疾病早期多为牙龈不适、有痒感、口气发臭，重者牙龈红肿、松软，易出血，疼痛剧烈。病程长者易形成牙周脓肿，局部疼痛、肿胀，初为硬性，后变为软性，有波动感，可自行穿破，流出脓液。出脓后，疼痛可减轻。常因冷、热、酸、甜等刺激而发作或加重。可进行耳鼻咽喉 CT 检查、牙髓温度试验（冷热诊）、牙髓电活力测定等检查。

（二）辨证分析

多因风火邪毒侵犯，伤及牙体及牙龈肉，邪聚不散，气血滞留，瘀阴脉络而为病；或胃火素盛，又嗜食辛辣积火与新热互结上冲。或风热邪毒外犯，引动胃火，循经上蒸牙床，伤及龈肉，损及脉络而为病；或由于肾阴亏损，虚火上炎，灼烁牙体及牙龈，令骨髓空虚，牙失荣养，致根脚浮动而隐痛。辨证首先辨牙痛的虚实，属何脏腑。牙齿位于口内，属于少阴肾经，足阳明胃经之脉上于上齿，手阳明大肠经之脉入于下齿，故本病与肾、胃、大肠等脏腑关系密切。实证，多由于风火邪毒侵袭，或胃炎上蒸，伤及牙体及龈肉所致；虚证，多由于肾阴亏损，虚火上炎，牙失荣养所致。故临床辨证，大致分为风火牙痛、虚火牙痛及胃火牙痛三种类型。

（三）证候分类

1. 风火牙痛

【临床表现】牙齿疼痛，牙龈红肿疼痛，呈阵发性，遇风发作，遇冷痛减，受热痛增，兼有发热、恶寒、口渴、舌红、苔白干、脉浮数。

【治法】疏风清热，解毒消肿。

【方药】

主方：薄荷连翘方。金银花15克，连翘15克，竹叶12克，绿豆衣12克，知母12克，生地黄15克，薄荷6克（后下），牛蒡子10克。水煎服。

2. 虚火牙痛

【临床表现】牙齿隐隐疼痛，牙龈微红肿，久则牙龈萎缩，牙齿松动，咀嚼无力，午后痛甚，兼见心烦失眠，眩晕，口干不欲饮，舌质红嫩、少苔，脉细数。

【治法】滋阴益肾，降火止痛。

【方药】

（1）主方：知柏八味丸加狗脊。熟地黄15克，山萸肉12克，淮山药15克，泽泻10克，茯苓12克，牡丹皮12克，知母10克，黄柏12克，狗脊15克。水煎服。

（2）中成药：知柏地黄丸（片）。口服，大蜜丸每次1丸，小蜜丸每次9克，每日2次；水蜜丸每次6克，每日2次；片剂每次6片，每日4次。

3. 胃火牙痛

【临床表现】牙齿痛甚，牙龈红肿，或出脓渗血，肿连腮颊，牙齿明显叩痛，兼见发热头痛，口渴引饮，口臭，大便秘结，舌红，苔黄厚，脉象洪数。

【治法】清胃泻热，凉血止痛。

【方药】

（1）主方：清胃散加味。黄连10克，生石膏30克（先煎），牡丹皮12克，生地黄15克，当归10克，升麻6克。水煎服。若胃腑困热，大便秘结，加大黄以通里泻热；若肿连腮颊，加板蓝根、蒲公英、地丁等，有清热解毒功效。

临床效果：杨某，女，13岁。证经一周，左侧牙痛难忍，齿龈微呈肿胀，食纳不佳，便干溲黄，舌苔腻布，脉象弦数。脉证合参，势属胃火循阳明经脉上薰牙龈，故痛胀难忍，实热内结，通降失司，故便干溲黄，食纳不甘。诊断为胃火牙痛，治法清胃泻热，凉血止痛。用清胃散加味。

按：此例牙痛，由于素嗜辛香炙煿之品，以致胃火循经上炎所致，经服上方一剂告愈。

（2）中成药：炎热清胶囊。口服，每次3粒，每日3次，儿童酌减。

（3）单方验方：牙痛粉。生半夏粉10克，生苍术粉5克，细辛粉2克，冰片0.5克，充分和匀，用棉球醮粉填在牙痛处。若疼痛不止，再换药填上。

（四）其他疗法

1. 针灸疗法

（1）主穴。风池、合谷、颊车、下关。

（2）配穴。胃火牙痛者加内庭、二间；风火牙痛者加外关；阴虚牙痛者加太溪、行间。

2. 饮食疗法

（1）咸鸭蛋牡蛎粥。咸鸭蛋 2 个，干牡蛎 60 克，加适量米放入水中煮成粥即可食用。适用于牙痛。

（2）垂杨柳根炖瘦肉。垂杨柳根 30 克，瘦猪肉 150 克，葱、姜、料酒、盐、味精各适量。洗净杨柳根，切条；猪肉切小块，同放砂锅内，再加入葱、姜、料酒及水适量，用文火炖，待肉熟时加盐、味精调味。食肉饮汤，每日 1 次，有滋阴润燥、祛风清热、清肺止痛的功效。适用于牙痛。

3. 预防调护

（1）注意口腔卫生，早晚刷牙，饭后漱口，掌握好正确的刷牙方法，防止龋齿等牙痛发生。

（2）龋齿患者应该控制零食以防牙痛。